脊髓损伤尿动力学检查实践手册

Urodynamic Testing After Spinal Cord Injury: A Practical Guide

原　著　Jean Jacques Wyndaele
　　　　Apichana Kovindha

主　译　周谋望　杨延砚

副主译　谷　莉　李　涛

U0197332

北京大学医学出版社

JISUI SUNSHANG NIAODONGLIXUE JIANCHA SHIJIAN SHOUCE

图书在版编目（CIP）数据

脊髓损伤尿动力学检查实践手册 /（比）吉恩·贾克·温达力，（比）阿皮查那·科维达原著；周谋望，杨延砚主译.
– 北京：北京大学医学出版社，2022.8
书名原文：Urodynamic Testing After Spinal Cord Injury:
A Practical Guide
ISBN 978-7-5659-2694-5

Ⅰ.①脊…　Ⅱ.①吉…②阿…③周…④杨…　Ⅲ.①脊
髓损伤—尿动力学—检查—手册 Ⅳ.① R744-62 ② R334-62

中国版本图书馆 CIP 数据核字 (2022) 第 134523 号

北京市版权局著作权合同登记号：图字：01-2020-4831

First published in English under the title
Urodynamic Testing After Spinal Cord Injury: A Practical Guide
by Jean Jacques Wyndaele and Apichana Kovindha
Copyright © Springer International Publishing AG, 2017
This edition has been translated and published under licence from
Springer Nature Switzerland AG.

脊髓损伤尿动力学检查实践手册

主　　译：周谋望　杨延砚
出版发行：北京大学医学出版社
地　　址：（100191）北京市海淀区学院路38 号　北京大学医学部院内
电　　话：发行部 010-82802230；图书邮购 010-82802495
网　　址：http ://www.pumpress.com.cn
E－mail：booksale@bjmu.edu.cn
印　　刷：北京信彩瑞禾印刷厂
经　　销：新华书店
责任编辑：刘　燕　　责任校对：靳新强　　责任印制：李　啸
开　　本：710 mm×1000 mm　1/16　印张：7　字数：126 千字
版　　次：2022 年 8 月第 1 版　2022 年 8 月第 1 次印刷
书　　号：ISBN 978-7-5659-2694-5
定　　价：68.00 元
版权所有，违者必究
（凡属质量问题请与本社发行部联系退换）

原著前言

　　本手册的目的是为脊髓损伤（spinal cord injury，SCI）患者的尿动力学检查（urodynamic investigation/testing，UDT）提供实践指南。尿动力学检查已经被公认非常有价值，而且大多数国际指南认为所有神经源性膀胱功能障碍患者都应该接受此项检查。对于不熟悉尿动力学检查的医务人员来说，在临床中实施尿动力学检查似乎很复杂。然而，只要掌握适当的适应证、技术和正确的结果解读方法，就可以克服这些顾虑。本书提供了所有尿动力学检查适用性和临床价值的循证知识，包括其局限性。它将有助于医务人员获得正确应用尿动力学检查和准确解读结果所需的知识，有助于对治疗方案做出明智的决定。毫无疑问，这将使接受治疗的脊髓损伤患者受益。本书并不包含所有研究数据，也没有全面讲述尿动力学检查。这里介绍的大部分内容是基于强有力的专家意见。这些专家来自世界不同地区，他们对脊髓损伤患者进行过数十年的尿动力学检查，积累了丰富的经验。在临床实践中大量的尿动力学检查追踪可以获得有价值而具体的知识。

Jean Jacques Wyndaele, M.D.
Apichana Kovindha, M.D.

目　录

概述

对于神经源性下尿路（lower urinary tract，LUT）功能障碍的评估，需要通过完整、详尽的临床病史采集和合理的检查，尽可能详尽地了解膀胱充盈期和排尿期下尿路的情况。对创伤性或非创伤性脊髓损伤患者的完整神经功能评估应该包括尿动力学检查。

为了使这项工作更容易，已经开发了几个数据集。基于数据集中提出的数据的采集将使其更易于理解，更易于标准化，同时也利于不同医疗保健专业人员之间进行良好的沟通。

一般情况下，脊髓损伤继发神经功能缺损依据美国脊髓损伤协会/国际脊髓损伤学会残损分级标准（American Spinal Injury Association/ISCOS Impairment Scale）进行分类[1]。该标准是基于对躯体运动和躯体感觉系统的详细临床检查来确定病变的平面和完全性。AIS也在一定程度上指出了自主神经功能可能发生的变化，但需要进行更具体和针对性的评估。

脊髓损伤后不同患者间的下尿路尿动力学功能各不相同。下尿路功能障碍具有潜在的危险性，会导致严重的症状和并发症。为了防止这些并发症，应当进行尿动力学检查。因为尿动力学检查是迄今为止最好的唯一客观的诊断方法，不仅可以显示膀胱、膀胱颈和尿道括约肌可能如何工作，还可以显示这三个结构之间是如何相互作用的。

当有明确的适应证需要进行尿动力学检查时，最佳的规范性操作以及客观或关键性的测量结果解析，将有助于医疗专业人士清楚地了解此类特定人群的下尿路功能状态。

我们也应该意识到尿动力学检查技术的局限性，通过不断探索，发现不足，不断完善，才能持续使该技术更为完善。

2 生理学和病理生理学

了解下尿路功能的生理学概况对于理解脊髓损伤后下尿路功能的变化是至关重要的。它将帮助我们正确解释尿动力学检查得到的数据。下尿路的神经支配和功能如表 2.1 和图 2.1 所示。我们首先应该掌握这些基本知识，才能更好地理解后续的内容。

表 2.1 下尿路涉及的交感神经、副交感神经和躯体神经功能概况及其相关的脊髓平面

	交感神经 脊髓平面 T10–L2	副交感神经 脊髓平面 S2–S4	躯体神经 脊髓平面 S3–S5
神经递质	去甲肾上腺素	乙酰胆碱	
膀胱（β3 受体）	—		
膀胱（M3 受体）		+	
膀胱颈（α1）	+		
尿道外括约肌	Exp	Exp	+
下尿路感觉	+	+	+

Exp：绝大多数源于动物实验；—：抑制；+：兴奋。

2.1 正常的膀胱功能

正常情况下，膀胱的平均最大容量为 500 ml，但个体间差异很大。双侧肾以 1～10 ml/min 的恒定速度生成尿液并充盈膀胱。在生理充盈条件下，膀胱壁有能力适应不断增加的尿液。膀胱充盈时，肌肉、神经系统和局部延展机制对维持膀胱的低压环境发挥了关键的作用，这就是我们常说

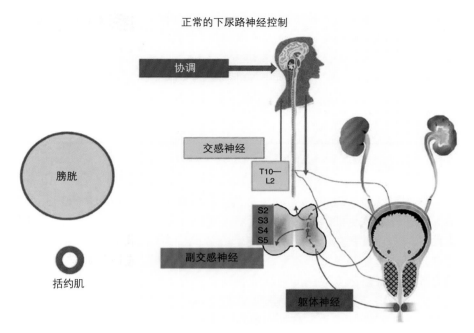

正常的下尿路神经控制

图 2.1 下尿路的神经支配和中枢调控机制。源于 T10—L2 的交感神经通过腹下神经进行支配。源于 S2—S5 的神经通过盆神经（副交感神经支配）和阴部神经（尿道外括约肌和盆底肌肉的躯体神经支配）进行支配。感觉信号冲动通过所有的周围神经和脊髓进行传导

的膀胱"顺应性"。在正常情况下，膀胱在空虚和充盈状态下，其内压升高的幅度并不会太大。

在膀胱充盈期，神经冲动信息被传送到大脑，形成不同程度的尿液充盈感。在尿动力学检查时，当灌注至 40% 膀胱容量时，可能出现初始充盈感（first sensation of filling，FSF）。FSF 在日常生活中可能会被忽略，但在尿动力学检查期间，由于注意力集中在下尿路上，所以是能够感觉到的。灌注至 60% ~ 70% 的膀胱容量时，会出现初始尿意；灌注至最大膀胱容量时，会出现强烈尿意[2]。

在健康人群中，随着充盈期膀胱内压的升高，膀胱肌肉（也称为"逼尿肌"）并不会收缩，膀胱颈维持关闭状态。

与此同时，尿道外括约肌收缩力逐渐增强，维持尿道闭合机制，防止尿失禁或漏尿。

当出现强烈尿意（strong desire to void，SDV）且必须排尿时，脑部启

动排尿机制——发送开始排尿的信号，终止尿道括约肌收缩，膀胱肌肉持续性收缩并可见尿液流出。通过中枢调控，膀胱收缩期间尿道括约肌能始终保持开放，即逼尿肌－括约肌协同（detrusor-sphincter synergy，DSS）。在排尿过程中膀胱颈开放的机制，可能是由于交感神经刺激较少以及膀胱肌肉纤维（向下延伸至尿道）向上牵拉膀胱颈漏斗所致。

2.2 脊髓损伤急性期

脊髓损伤急性期的第一阶段称为"脊髓休克期"，持续几天至几个月不等。在脊髓休克期间，脊髓反射消失伴膀胱无收缩。采用留置尿管或间歇性导尿（心血管功能稳定和尿液生成节律稳定后，可选择间歇性导尿）排空膀胱，避免膀胱过度膨胀，维持膀胱壁的弹性，继而保持膀胱壁正常的收缩性。脊髓休克期尿动力学检查结果表现为膀胱无活动、充盈期膀胱内压力不升高、无尿意。膀胱颈大多数会维持关闭状态。脊髓反射功能再次启动前，横纹状尿道外括约肌保持固有的活动，尿道压正常[3]。

脊髓休克期结束后，脊髓损伤对下尿路功能的影响变得更为清晰。这取决于病变的平面和程度。

2.3 骶髓上病变

骶髓上病变（图2.2）与胸椎10以上的脊柱病变相对应。膀胱、膀胱颈和尿道括约肌的脊髓反射通路持续处于活动状态，膀胱和尿道括约肌协同失调。膀胱逼尿肌出现不自主收缩，与膀胱充盈程度或其他刺激因素相关，如叩击或触摸耻骨上区域。尽管其他症状可能提示膀胱已经在收缩和（或）膀胱已经达到了一定的充盈程度，如非特异性的全身症状、自主神经反应，比如损伤平面以上出汗和立毛（皮肤起鸡皮疙瘩），但患者并没有尿意。如果损伤是不完全性的，尿意可能会保留。

> 许多患者表现为下肢弛缓性瘫痪，但膀胱和括约肌处于痉挛或过度活动的状态。

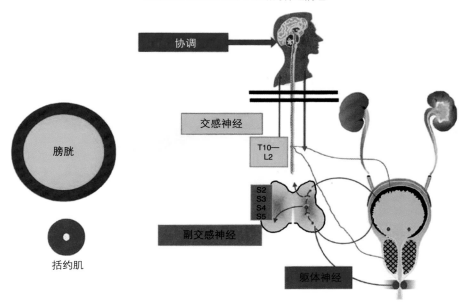

骶髓上脊髓损伤后的下尿路的神经病理

图 2.2 胸段平面以上脊髓病变后下尿路的神经支配，脑部控制或协调功能缺失导致膀胱和尿道外括约肌出现神经源性过度活动（左图为膀胱壁和尿道括约肌）

2.4 骶髓 — 骶髓下病变

　　骶髓病变（图 2.3）会阻断膀胱的运动通路。尿道括约肌的神经支配可能保留或丧失，逼尿肌和（或）尿道括约肌收缩力的情况取决于神经受损的程度。骶髓（脊髓圆锥）位于脊柱 L1—L2 水平，脊柱下段胸椎至上段腰椎平面的病变可能会保留部分神经支配或完全丧失相应的神经支配。难以根据临床数据预测此类病例的下尿路功能。

　　膀胱颈的功能取决于交感神经（腹下神经）的完整性。脊柱骨折可能会导致脊髓损伤发生在交感神经发出的平面。当完全受损时，膀胱颈可能会持续开放。

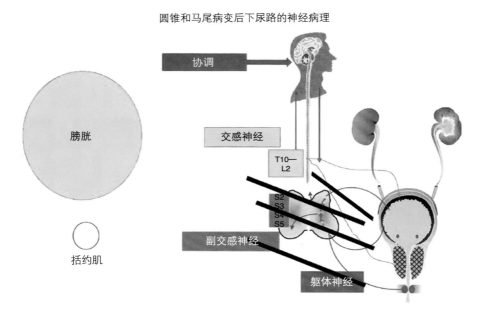

圆锥和马尾病变后下尿路的神经病理

图 2.3 骶髓和马尾病变，导致膀胱和尿道外括约肌收缩力低下（左图示膀胱壁和尿道括约肌变薄）

脊髓损伤后神经源性下尿路 3
功能障碍的诊断

进行详尽的病史采集和临床神经学检查，能够获取脊髓损伤后下尿路残留神经支配的相关信息。检查项目的多少取决于患者的个体情况和脊髓损伤的管理阶段（急性期、康复期和长期随访期）（表 3.1）。这也会帮助我们确定检查的项目和时机，以及哪些检查需要重复进行。

表 3.1　急性期、康复期和长期随访期需要进行的泌尿学检查

	急性期	康复期	出院后长期随访期
一般病史	+	+	+
更具体的 / 相关病史		+	+
体格检查	+	+	+
神经学检查	+	+	有指征时
尿液检查	+	+	+
血液分析	+	有指征时	
尿动力学检查		+	有指征时
影像学检查	+	+	+
专门的泌尿外科检查	有指征时		

＋：推荐项目

3.1　病史

初始一般病史采集：应该首先快速采集患者的一般状况：年龄、性别、种族、一般情况、语言交流的能力、认知能力、功能水平、运动能力、配合度和心理状态。

7

　　详细的病史采集：应详细了解患者既往泌尿系统疾病、用药情况、膀胱排空的方式和潜在的问题、尿路感染（urinary tract infection，UTI）和其他下尿路并发症。还应包括性功能和肠道功能的评估，因为不同盆腔器官之间的神经支配存在很大程度的重叠并有很强的相互作用[4]。

　　在慢性期，必须询问与储尿和排尿功能相关的症状和体征、潜在的并发症，如发热、血尿、疼痛、盆腔区炎症及自主神经反射异常等。

3.2　排尿日记（排尿频率/排尿量表）

　　在急性期，尿量过大时需要留置导尿管持续导尿。在康复期和随访期应使用排尿频率/排尿量表，适用于不同的膀胱排空方式。尿意、每次排尿或导尿的时间和尿量、24 h尿量、液体摄入量、主观评估或尿垫称重得的漏尿量均应评估并记录。对于间歇导尿患者，则应该记录排尿后残余尿量（post void residual urine，PVR）。

　　连续3天填写排尿频率/排尿量表既能够确保数据的准确性，也能够维持患者或照护者的良好依从性。对于行间歇性导尿的患者而言，排尿频率/排尿量表的信息对于了解尿液生成的规律、确定导尿频率和时机、膀胱是否存在充盈感都是有价值的。

3.3　调查量表

　　国际脊髓损伤数据集，例如，国际脊髓损伤下尿路功能基本数据集（International LUT Function Basic Spinal Cord Injury data set）、国际脊髓损伤泌尿系统影像学基本数据集（International Urinary Tract Imaging Basic Spinal Cord Injury data set）、国际脊髓损伤尿动力学基本数据集（International Urodynamic Spinal Cord Injury data set），有助于临床数据的收集和科学研究的开展（见第18章数据集）。

　　Qualiveen量表评估生活质量具有明确的临床价值[5]。脊髓损伤患者需要使用能够同时评估膀胱和肠道症状的量表[6]。

3.4　体格检查

　　每一位脊髓损伤患者从第一次评估开始，都应进行体格检查并持续贯穿康复期和随访期。检查会阴区双侧的轻触觉和针刺觉，通过直肠指诊评估肛门括约肌的张力和（或）阻力，估评肛门括约肌和（或）盆底肌的随意性收缩，下尿路神经支配相关的反射活动（如男性的提睾反射、肛门反射和球海绵体反射），提供所有与下尿路功能相关的周围神经和中枢神经结构信息（图 3.1）。通过上述检查，临床得以明确神经病变的解剖学位置和范围。

　　医护人员应意识到体格检查和神经学检查的局限性。尽管临床经验可使其更加可靠，但是依据这些检查结果推断膀胱、膀胱颈和尿道括约肌功能障碍仍需谨慎。尤其是 T12—L1 平面椎体骨折患者，已被证明无法预测其下尿路功能障碍的类型。任何平面的脊髓损伤，不同患者的下尿路功能障碍的表现都可能是不同的。脱垂、腹股沟疝、生殖系统感染、阴茎和阴囊病变、尿道口病变和前列腺疾病都可能会影响下尿路的功能，均需要明确。

　　神经损伤要依据国际 SCI 神经病学分类标准（International Standards for Neurological Classification of SCI，ISNCSCI）进行评价，包括神经损伤平面和美国脊髓损伤协会残损分级（American Spinal Injury Association Impairment Scale，AIS）[1]。

3.5　实验室检查

　　尿液分析：是贯穿患者入院、康复期、相关问题出现时及长期随访期的一项重要检查项目。尿液样本分析结果的解读必须考虑膀胱排空技术、留置导管的使用、症状、既往病史和治疗以及混淆的疾病。

　　血液检测：可评估一般情况和肾功能。如果怀疑存在炎症或感染，也可进行此项检查。

3.6　评估下尿路功能的检测

　　排尿后残余尿量（PVR）：可以通过导尿进行测定，进而可以提供精

a

感觉皮节

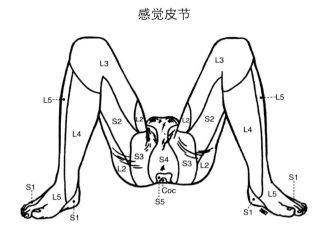

b

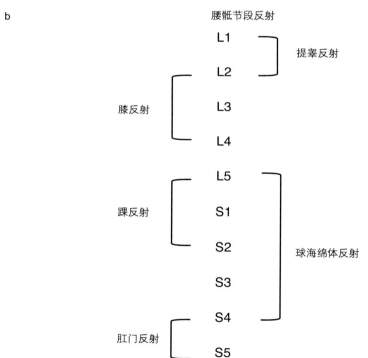

图 3.1 脊髓损伤后与下尿路功能相关的神经学体格检查内容。(a)感觉皮节；(b)腰骶节段反射

确的尿量数值，是一项便宜但具有侵入性的评估手段。对于自我清洁间歇性导尿（clean intermittent self-catheterization，CISC）患者而言，容易获取尿样和测定 PVR。超声检查是一项替代技术，但需要昂贵的设备。膀胱扫描是一种非侵入性的特殊工具，但也不便宜。

PVR 正常值的标准仍有争议。专家意见认为，大于 100 ml 则有足够的理由去改变患者的膀胱排空技术。PVR 的重要性取决于膀胱排空技术、并发症发生率和漏尿 / 尿失禁。

尿动力学检查：在膀胱充盈、排尿或漏尿时，能客观地评价下尿路的功能，为神经源性下尿路功能障碍的诊断提供了更特异的数据，被推荐用于无法排空和（或）无法储尿的脊髓损伤患者。

> 一些脊髓损伤患者主诉排尿"正常"，而尿动力学检查显示为神经源性逼尿肌过度活动（neurogenic detrusor overactivity，NDO）或为 Valsalva 排尿。

4　尿动力学检查技术

尿动力学检查包括以下内容：

膀胱测压：指在膀胱充盈过程中对膀胱内压进行测量，通过在膀胱内插入一根连接外部测压装置的测压管来完成。当膀胱充盈时，可用于检测神经源性逼尿肌过度活动（NDO）、测量膀胱壁的延展性、漏尿点压和评估膀胱充盈感。当资源有限，无法购置电子设备时，廉价的单通道膀胱测压装置也可以获得有价值的信息。但当膀胱压测量与直肠内或腹腔内压测定相结合时，尿动力学检查结果的解释更为容易，下一章将详细讨论。

尿流率测定：用于评估排尿期的尿液流速。需要患者能够自主控制排尿，对于脊髓损伤群体而言可能并不适用。

压力–流率测定：用于评估排尿期的逼尿肌压。可用于评估其他神经病变患者的部分下尿路功能参数。对于无法按照指令排尿的脊髓损伤群体而言可能并不适用。

成像尿动力学或影像尿动力学检查：是在 X 线或超声技术下完成尿动力学检查，能够提供下尿路功能学和解剖学相结合的数据，具有较大的临床优势。重要的检查结果可阅参"国际脊髓损伤统尿动力学基本数据集"。

移动式尿动力学检查是一种在轮椅上进行日常活动时跟踪下尿路功能的新方法，需要更专业的设备。

尿道压曲线：用于评估尿道不同位置的压力值，很少用于脊髓损伤患者。

强烈建议采用尿动力学检查技术对脊髓损伤继发神经源性膀胱患者进行下尿路功能评估。

5 尿动力学检查操作规范

5.1 患者的体位选择

可选择仰卧位和坐位，体位选择取决于是否配备尿动力学检查专用床及患者的运动能力。可以进行床旁尿动力学检查，但随着多通道电子设备的引入，其在临床实践中已很少使用。

不同的体位，压力的变化曲线会不同。无论如何，患者都应该处于舒适的环境，确保检查期间方便尿液和粪便的收集，同时还应该采取良好的保护措施以预防压疮的发生。尿动力学检查平均时间（包括患者转移）为30～45 min，取决于灌注速度。

在某些情况下，腰骶区域需要进行神经学检查和特定的操作，因此需要确保涉及生殖部位和会阴区的便捷性。

5.2 放置测量导管

膀胱测压管：将膀胱测压管轻柔地插入尿道，确保导管远端开口位于膀胱内。最好使用无局麻药物润滑的测压管，以确保局部感觉评估的准确性。多数情况下会选择小口径导管，可使用尿动力学检查专用导管（4–8 F），或者使用普通的非亲水涂层导管（8–10 F）。导管材质的选择取决于可获得性、预算以及是否对乳胶过敏。如果尿道括约肌痉挛阻碍导管的插入，则可使用更多的凝胶润滑剂、局麻药物凝胶或牵拉痉挛的肛门括约肌（极少使用该技术）予以解决。若导管在男性尿道球部扭结，导致插管困难，可以在直肠、阴道或会阴区通过手指支撑或拉伸尿道处理。无成像技术可用时，可通过观察尿液流出来确认导管是否插入膀胱内。同时，通过导管插入的长度也可以确认放置导管位置的正确性。导管通过尿道外口的长度要求女性为 7 ~ 10 cm，男性为 20 cm 或更长。将导管与压力仪连接后，安全地固定在尿道、会阴区或大腿。

在插入测压管之前，测量管道应充满灌注溶液。"膀胱压"标记为"Pves"。

肠道测压管：用于评估直肠或腹腔内的压力，标记为"Pabd"。测压管顶端带有气囊，将导管充分润滑，通过肛门括约肌后，安全地放置在直肠内。如果肛门括约肌痉挛导致插管困难，则可将导管固定在手指头端，利用手指头端将导管送入直肠内。如果没有专用的尿动力学检查导管，则可以使用顶端开口或头端有较宽侧孔的导尿管。假如采用从手套或避孕套上剪下指状物制成气囊，则用绳子固定时一定要把导管头端的开口或侧孔包裹在气囊里。将导管插入直肠时，其顶端应该使用避孕套保护。导管插入肛门的深度应为 5 ~ 8 cm（如果可能的话）。如果直肠内充满粪便，应先将肠道排空。直肠导管及其球囊均应用水充盈，然后连接到压力仪。

如果尿动力学检查患者准备时需要灌肠，则应预留出足够的时间（提前一天完成），以避免检查期间发生大便失禁而污染尿动力检查床和尿动力检查椅。

尿道测压管：带侧孔的尿道测压管用于测量尿道括约肌处尿道的压力，标记为"Pura"。该导管可与灌注管和膀胱测压管共同组成为三通道导管。

将导管插入尿道，直至侧孔抵达膀胱内，注入生理盐水，然后慢慢向外拉导管，直至观察到尿道压记录仪显示明显的压力上升，则表明侧孔正好位于尿道括约肌的平面。将导管维持在此位置，并固定在皮肤上。

5.3　压力线的校准和控制

传感器调零可以在未插管之前也就是导管位于体外的时候进行，将传感器放置于膀胱的同一水平进行，也可以在插管和固定后进行。如果传感器调零在插管前完成，Pves 和 Pabd 将显示压力基线值高于零。如果在插管固定后完成，则两者的曲线变化基线值都应该从零开始。在两种调零方式中，Pdet 始终都应该从零开始。

在开始灌注前，所有导管需完成定位并连接至压力仪，给予患者咳嗽指令，或者在患者不能咳嗽的情况下，检查者可以轻压患者的腹部，必须在 Pves 和 Pabd 曲线下能够看到与这些动作相关的明显压力上升。

如果使用电子尿动力学设备，能够自动将 Pves 减去 Pabd 后算出 Pdet 值，则上述操作时 Pdet 值必须不能有任何的压力变化，因为 Pves 和 Pabd 的变化程度是均等的。

5.4   灌注溶液

使用无菌生理盐水。如果进行影像尿动力学检查，则使用含无菌造影剂成分的溶液。除非有电子设备能够通过自动称重或其他技术以电信号方式实时输出液体灌注量，否则建议使用有清晰溶液体积标记的瓶子或输液袋。将灌注液加热至体温或与室温相同的温度下再使用。由于灌注液的温度不同，尿动力学检查的结果也可能会有所区别。

5.5   灌注速度

绝大多数情况下，需要通过输液泵或灌注管上的阀门持续、缓慢地灌注。灌注的时间因素非常重要，这会影响尿动力学检查的临床时效性。当预计患者不会出现逼尿肌过度活动时，折中办法是选择 20～50 ml/min 的灌注速度，测量时间仅需要 15～20 min。当预计患者出现神经源性逼尿肌过度活动时，最好选择 10～20 ml/min 的灌注速度。在这种情况下，灌注速度的降低并不会延长检查时间，因为尿动力学检查的数据大多出现在低膀胱容量条件下。

5.6   最大灌注量

当压力没有或几乎没有升高时，灌注至 400～500 ml 时即可终止，以避免膀胱过度充盈。当发生神经源性逼尿肌过度活动时，如果尿动力学检查的主要目的是检测神经源性逼尿肌过度活动，则可以决定在第一次收缩时终止灌注。

假如需要更多信息，则可以继续灌注，直至出现漏尿或压力持续高于 40 cmH$_2$O。

不同类型的压力变化请参阅第 16 章。

> 此方法并不适用于严重的膀胱 – 输尿管 – 肾反流（VUR）。在这种情况下，大量灌注液会反流至肾，导致膀胱持续处于非正常的低压状态。

5.7　肌电图

盆底肌的肌电图（electromyograph，EMG）可以提供膀胱充盈和排尿时横纹括约肌的活动信息，并有助于区分不同类型的逼尿肌 – 括约肌协同失调。但是肌电图活动会受下肢痉挛、描图指针运动及咳嗽等内外因素的影响，所以应谨慎解析。

最直接的肌电信号是将同轴针插入尿道括约肌直接获取，但同轴针的定位并不容易。可替代的方式是会阴肌针刺或会阴皮肤的表面电极。

5.8　成像

如果尿动力学检查期间放射学或超声检查设备可用，则可以在充盈期和排尿期进行影像学成像。可获取大量的临床信息，包括控制尿动力学检查导管的定位、充盈期膀胱形态成像、小梁和膀胱憩室的形成、膀胱输尿管反流及逼尿肌 – 括约肌协同失调导致尿液流出道梗阻、前列腺部位造影剂流入显影、膀胱膨出或尿道膨出以及尿道憩室和结石等。

5.9　单通道尿动力学检查

单通道尿动力学检查需要一个输液架、一个无菌输液瓶（内含 0.9% NaCl 溶液 500 ml）、三通接头或 Y 形管（图 5.1）。经通道 I 连接 Nelaton 导尿管（12 — 14 F），经尿道插入膀胱。经通道 II 连接玻璃管（不常用）或顶端开口的测压管，将其固定在 1 m 长（按 1 cm 长度进行划分）的尺子上，然后将尺子垂直放置在支架上，用于评估膀胱内压。经通道 III 连接灌

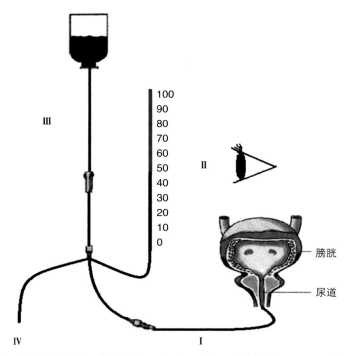

图 5.1 单通道膀胱容量－压力测定装置。经通道 I 连接导尿管；经通道 II 测定膀胱内压；经通道 III 灌注膀胱；经通道 IV（最后补充）排空膀胱（Wyndaele JJ, et al. Spinal Cord. 2009; 47: 526-30, with permission）[7]

注管。如果两次测压期间需要通过通道 IV 排空膀胱，则可在三通阀上额外增加一个 Y 形管。

将所有的管预灌满无菌生理盐水，压力零值基线位于膀胱或耻骨联合平面。将尿液收集的设备（尿壶、便盆）放置在尿道口附近，便于患者排尿或漏尿时的尿液收集。

缓慢打开灌注管的滚轮阀。使用秒表计时，测量流出液容积，计算出灌注速度。通过 2~3 次的测量，当灌注液流出速度稳定后，固定灌注管的滚轮阀，确保灌注速度稳定。开始灌注前，在输液瓶近端处夹闭灌注管，然后松开并开始灌注。要求患者反馈膀胱充盈感觉和其他可能出现的非特异性症状。

开始灌注之前，通过咳嗽抬升测压管内的液体（对应膀胱内压），观察测压管内液体能否升高后又下降至基线值，确认压力传输可靠。记录开始时的 Pves 基线值以及在特定表格上记录测压开始时间（图 5.2）。按预

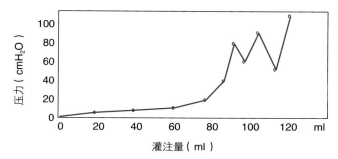

图 5.2 单通道膀胱压－容量测定获取的膀胱压力曲线图范例，灌注速度为 40 ml/min。持续观察压力的变化。48 岁男性截瘫患者，损伤平面 T6，AIS A 级，伤后 12 周。膀胱压－容量测定显示神经源性逼尿肌过度活动伴膀胱压迅速升高（Wyndaele JJ, et al. Spinal Cord. 2009; 47: 526-30, with permission）[7]

先设定的速度启动灌注，每 30 s 记录一次压力变化，如图 5.2。预估的灌注量定义为：灌注时间 × 灌注速度。在表格中记录患者膀胱的充盈感和体征，如漏尿情况、腿部痉挛状态增加和自主神经反射异常体征（如血压升高）。膀胱排空后重复检测，确认结果的一致性和可信度。如患者能够自主排尿，则需要检测排尿后残余尿量。

6 尿动力学检查获取的数据

膀胱充盈感：定义为正常、增强（低尿量条件下，膀胱感觉过度强烈）、减弱（仅有尿意，或仅在膀胱过度充盈时才有感觉）或缺失（为完全性脊髓损伤的体征之一）。

充盈期膀胱压测定的逼尿肌功能：定义为正常——充盈期未见不自主收缩，无压力明显升高；显示神经源性逼尿肌过度活动或逼尿肌无反射。

顺应性的计算：两个标准点之间的灌注量（ml）除以压力变化量（cmH_2O），单位记为 ml/cmH_2O。首先，第一个标准点在灌注开始时；其次，第二个标准点在最后一次的逼尿肌不自主收缩的前一刻，或第一次漏尿时，或膀胱测压最大容量点，或在尿意出现时。计算起始压力与最大收缩压力之间的变化并不能代表膀胱的顺应性，因为顺应性提示膀胱延展性、膀胱充盈和压力的相关性。

即便是慢速尿动力学检查灌注速度，绝大多数也是高于生理性尿液生成速度，可考虑在持续灌注过程中短暂地中断灌注，例如，当压力迅速升高时停止灌注，待膀胱壁适应压力的变化后，压力下降时再重新启动灌注（图 6.1）。这样可以更准确地评估在更大灌注量下压力的变化，同时可以提供更精准的顺应性数值。

排尿期逼尿肌功能正常：显示逼尿肌自主（随意）收缩，压力持续性升高，可见尿液流出并完全排空膀胱。类似情况在脊髓损伤继发神经源性膀胱患者中极罕见，排尿往往是不自主的、不受控制的。记录的压力上升幅度提示尿液流出道阻力的大小，或阻力大小通过电子信号计算而成。以下情况可诊断为疑似逼尿肌 - 括约肌协同失调：尽管膀胱收缩压力较高，但尿液流出延迟；或者排尿过程中尿流反复中断，并与膀胱内压峰值交替出现。

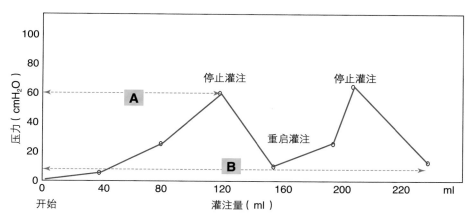

图 6.1　膀胱压评估的变化导致不同的顺应性计算结果。灌注速度为 100 ml/min。（A）表示错误的顺应性计算结果 =120/60=2 ml/cmH$_2$O。灌注至 90 ml，膀胱内压已经高于 40 cmH$_2$O。当在更高的压力条件下停止灌注后，因为膀胱壁对压力的适应，压力再次下降。（B）表示正确的顺应性计算结果 =240/12=20 ml/cmH$_2$O

在压力 – 流率测定期间，该现象更容易被发现。

在排尿过程中，如果条件允许的话，尿道压（Pura）和（或）肌电图有助于评估排尿期括约肌的活动。

　　漏尿点压、膀胱测压时最大膀胱压和最大膀胱容量是尿动力学检查中可获取的额外数据。膀胱排空不全时，需要测定排尿后残余尿量。

7

40 cmH$_2$O

多年来，普遍认为逼尿肌压大于 40 cmH$_2$O 会危及上尿路的安全。研究表明，膀胱压高于 40 cmH$_2$O 时，会增加肾功能恶化和并发症的发生风险[9]。但对于逼尿肌压指标的解读，仍需谨慎对待。评估压力持续在 40 cmH$_2$O 以上的时间尤为重要。例如，我们需要评估因神经源性逼尿肌过度活动导致的逼尿肌间断重复性高压和膀胱低顺应性所致的高压环境，这两者对上尿路损害的潜在风险是否等同？尿动力学检查结果在多大程度上再现了患者日常生活中的下尿路症状？图 7.1 提供了膀胱压测定时的压力变化情况。尚未确定哪种类型对上尿路的损害最大，但大多数人认为潜在的风险是 C>B>A。然而，需要明确的是，此类观点尚未得以证实。

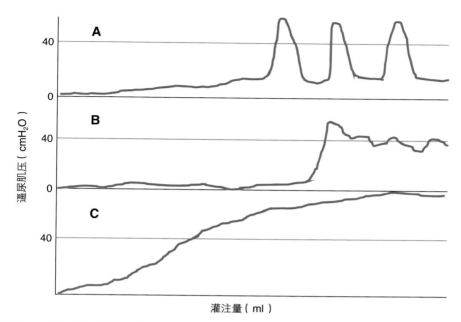

图 7.1 尿动力学检查期间逼尿肌压的变化。图示了 40 cmH$_2$O 压力线参考值。（A）短暂性的收缩压峰值高于 40 cmH$_2$O 压力线；（B）逼尿肌持续性收缩且压力高于 40 cmH$_2$O；（C）从灌注开始，压力逐渐升高，是由膀胱低顺应性所致的

8 培训

必须进行规范的培训，以确保临床上规范使用尿动力学检查。为了顺利完成检测，经验丰富的责任医生可以培训相关医护人员成为尿动力学检查助理。由医生和尿动力学检查助理共同操作。通过小组讨论，得出结论：哪些可信，哪些与症状和体征相关，以及应给予什么治疗，并将尿动力学检查的数据纳入综合管理。

脊髓损伤后行尿动力学检查的时机 **9**

脊髓损伤后应在何时进行第一次尿动力学检查并无统一标准。这取决于多种因素：患者入院时间，尿路感染等需先行治疗的并发症，以及尿动力学检查人员、场地和设备是否具备等。检查的目的是通过尿动力学检查获取脊髓休克期后下尿路的相关信息，然而，脊髓休克期持续时间并不确定。

绝大多数第一次尿动力学检查是在脊髓损伤后第 2 个月。患者早期被转移至康复中心后，当骶髓上病变患者神经系统检查显示骶反射恢复，或者骶段或圆锥病变患者骶反射缺失时，则可行第一次尿动力学检查，通常在伤后 4～6 周已可以提示一些重要信息。即使由于各种原因，第一次尿动力学检查不得不在脊髓损伤后 4 个月或 6 个月进行，尿动力学检查结果仍然有很高的临床价值。

10　再次行尿动力学检查的时机

　　如果尿动力学检查显示骶髓上病变患者仍处于脊髓休克期，则可在6周至2个月后再次行尿动力学检查。如果不确定第一次尿动力学检查结果的准确性，或者尿路管理不成功（难治性尿失禁、并发症和尿潴留），可重行尿动力学检查，甚至可在4~6个月后作为常规评估进行重测。开始治疗或调整治疗数周后，当调整后效果可能显现时，可复查尿动力学作为对照，以评估治疗效果。

　　出院后随访期间，不提倡每年进行尿动力学检查。从长期来看，无症状脊髓损伤群体每2~3年进行尿动力学检查，即可很好地跟踪患者的泌尿系统功能，但由于现实原因、担忧并发症或缺乏临床价值，尿动力学检查往往并未执行。

　　儿童患者是一类特殊的群体。随着年龄的增长，他们的尿动力学状况会有定期的变化。患儿需要定期进行尿动力学检查（每年，以及在特定的时间段，如青春期开始和成年时）。

尿动力学检查相关并发症 11

　　采用适当的技术并严格遵守尿动力学检查规范操作来预防并发症，如血尿、膀胱壁水肿、膀胱痉挛、尿道损伤、自主神经反射异常以及膀胱灌注持续时间过长导致膀胱过度充盈等。

　　当存在症状性尿路感染的风险时，需要提前开具抗生素以预防感染。

12 推迟尿动力学检查的指征

　　以下情况应考虑推迟尿动力学检查：尿路感染、肉眼血尿、自主神经反射异常高风险患者未做预防措施、尿道病变和（或）因尿道括约肌痉挛而阻止膀胱导管的正常插入。如果患者无法完全遵循尿动力学检查指令或不同意执行尿动力学检查，应考虑推迟或取消该检查。

尿动力学检查的特殊项目 13

一些特殊的检查项目，如冰水试验或氯贝胆碱超敏试验，虽有文献报道具有临床价值，但已被废弃。

13.1 冰水试验

冰水试验（ice water test，IWT）的基本原理是将冷水（4 ℃）灌入膀胱，会诱发脊髓损伤患者因上方脊髓中枢抑制丧失而出现的脊髓反射性逼尿肌收缩。

最初，IWT 是一项在患者床旁完成的技术，联合膀胱压测量可排除假阴性试验结果。完全性和不完全性骶髓上损伤患者的阳性率分别是 95% 和 91%。所有的下尿路失神经支配患者，IWT 试验结果都是阴性的[8-9]。重复 IWT 可增加检查结果的阳性率[10]。T6 及以上平面损伤的患者，脊髓休克期结束后，应监测自主神经反射异常的发生。

13.2 氯贝胆碱超敏试验

该试验用于鉴别神经源性和肌源性逼尿肌无力，对于神经源性和非神经源性逼尿肌无反射的辨别有一定的临床意义，其敏感度和特异度分别是 90% 和 95.6%[11]。文献显示有多种因素会影响试验结果，只能皮下注射使用。由于副交感神经的过度刺激而引起的强烈全身反应已被报道。

13.3 临床神经电生理学检查

一些临床神经电生理学检查已被用于研究，但在脊髓损伤患者的常规诊断中应用价值有限。

可通过下尿路电阈值测定评估下尿路传入神经的支配。这种特定的半客观信息是无法通过其他途径获得的。测量可在尿动力学检查期间进行，但需要昂贵的特殊设备。其主要目的是评估下尿路的感觉神经是否完整，是否能将充盈感和尿意传到大脑。阳性检查结果会改变之前 AIS A 级的诊断，将完全性损伤的诊断改为不完全性 [12]。

获取正确尿动力学检查结果的原则　　**14**

- 准备好设备，包括正确的校准。
- 插入测压管和灌注管时，执行无菌导管插入技术。
- 行尿动力学检查的前一晚排便或灌肠。
- 选择慢速灌注，10～30 ml/min 较为适合。假如使用更快的灌注速度，解析尿动力学结果时（如顺应性、初次逼尿肌过度活动时的膀胱容量），应将灌注速度的因素考虑在内。
- 持续观察尿动力曲线的变化和患者的情况。
- 常规检查（通过咳嗽或腹部按压）导管，确保所有导管维持在正确位置且能继续进行正确的测量。
- 要求患者反馈与灌注相关的感觉以及与尿动力学检查相关的所有症状和自主神经反射异常的症状。
- 由于存在尿路感染的风险，应提前开具抗生素以预防感染。

15   尿动力学检查的价值

应通过尿动力学检查解答以下问题:

• 尿动力学情况、膀胱容量和逼尿肌压的变化是怎样的?

• 使用的排尿方式是否适合、安全?

• 发生尿失禁、反复尿路感染、生成小梁或憩室以及自主神经反射异常的原因是什么?

• 假如使用影像尿动力学检查,是否发现膀胱输尿管反流和下尿路的其他病理改变? 膀胱颈是否在充盈时关闭,排尿时开放?

膀胱内压变化的不同类型 16

在尿动力学检查充盈期，膀胱内压变化有几种类型。在正确操作的情况下，单通道膀胱内压测定的膀胱压（vesical pressure，Pves）曲线与多通道尿动力学检查逼尿肌压（detrusor pressure，Pdet）曲线相类似。

16.1 单通道膀胱内压测定三种类型的膀胱压变化曲线

图 16.1、图 16.2 和图 16.3 三张图是单通道膀胱内压测定的示例。

16.2 膀胱压和肠道压联合测定的优势

当同时具备膀胱压导管和直肠压力导管时，可以自动计算出逼尿肌压（Pdet），对膀胱压（Pves）升高原因的解析更为简单、准确。

必须同时考虑所有测得曲线，以避免掉入误区或误析（图 16.4 至图 16.7）。

16.3 增加尿道括约肌变化曲线

可借助肌电图（EMG）或尿道内压测定管评估括约肌的功能（图 16.8 和图 16.9）。测压管的开孔位于尿道外括约肌平面（图 17.1、图 17.2 和图 17.3）。其最重要的临床价值是诊断逼尿肌 – 括约肌协同失调。举例说明

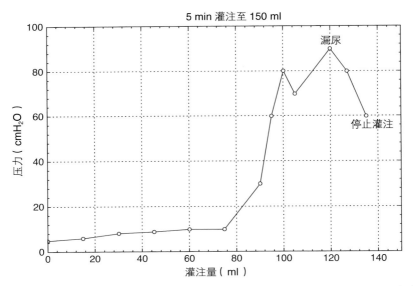

图 16.1　单通道膀胱内压测定容量－压力变化曲线病例。22 岁男性截瘫患者，损伤平面 T7，AIS A 级，伤后 6 周。结果显示逼尿肌过度活动，灌注至 120 ml 出现高压漏尿（90 cmH$_2$O）（Wyndaele JJ, et al. Spinal Cord. 2009; 47: 526-30, with permission）[7]

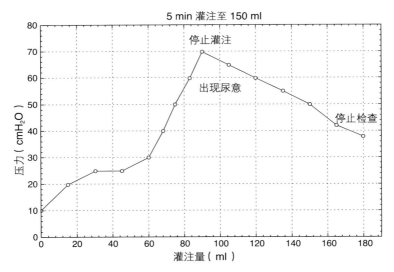

图 16.2　膀胱容量－压力测定。32 岁男性截瘫患者，损伤平面 T5，AIS B 级，脊髓损伤后 6 个月。留置导尿管 6 个月。低顺应性膀胱，低容量下可见膀胱高压。灌注启动时的压力基线值为 10 cmH$_2$O。压力缓慢升高且患者出现尿意时停止灌注。终止灌注后膀胱压逐渐回落至 38 cmH$_2$O，未见漏尿。提示膀胱压升高归因于膀胱壁延展性缺失，即膀胱低顺应性。顺应性的计算是从开始至结束，180 ml/28 cmH$_2$O= 6.2 ml/cmH$_2$O（Wyndaele JJ, et al. Spinal Cord. 2009; 47: 526-530, with permission）[7]

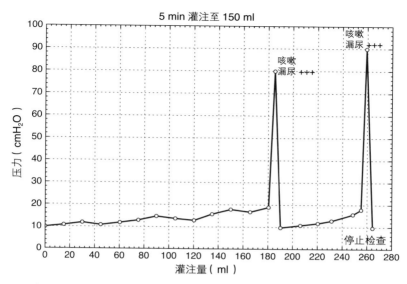

图 16.3 膀胱容量-压力测定。57 岁女性截瘫患者，损伤平面 L1，AIS A 级，脊髓损伤后 3 个月。自我导尿但有漏尿。灌注启动时的压力基线值为 10 cmH₂O。膀胱无收缩，伴压力性尿失禁。咳嗽漏尿点压为：80-10=70 cmH₂O。自开始至停止灌注未见膀胱压升高，提示高顺应性膀胱（ Wyndaele JJ, et al. Spinal Cord. 2009; 47: 526-530, with permission ）[7]

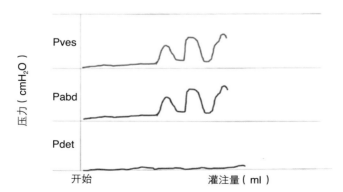

图 16.4 联合测量膀胱压（ Pves ）和肠道压（ Pabd ），计算出逼尿肌压（ Pdet ）。膀胱压与肠道压升高的幅度相同，提示膀胱压升高是由于膀胱外部或腹内压的变化所致，而不是真实的膀胱活动，因为逼尿肌压的变化曲线是平坦的

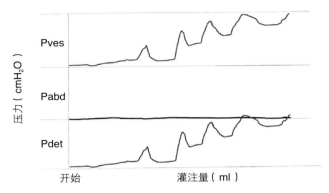

图 16.5 联合测量膀胱压（Pves）和肠道压（Pabd），计算出逼尿肌压（Pdet）。仅有 Pves 曲线升高，而 Pabd 曲线并无变化。提示膀胱壁自身收缩（见 Pdet 变化曲线）

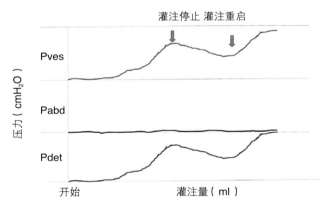

图 16.6 联合测量膀胱压（Pves）和肠道压（Pabd），计算出逼尿肌压（Pdet）。Pves 和 Pdet 缓慢升高，但 Pabd 并无变化，提示膀胱低顺应性。停止灌注时，膀胱壁缓慢适应压力变化。重启灌注，压力逐渐上升，提示膀胱低顺应性（也可参阅图 16.2）

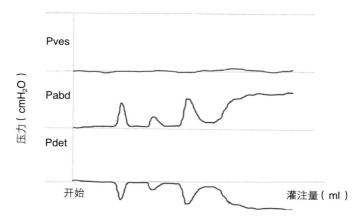

图 16.7 联合测量膀胱压（Pves）和肠道压（Pabd），计算出逼尿肌压（Pdet）。Pves 压力曲线无变化，但 Pabd 压力曲线变化剧烈，提示肠道收缩，导致 Pdet 压力曲线出现负值偏差。Pabd 的峰值不是由腹腔压变化所致，否则应显示在 Pves 曲线上

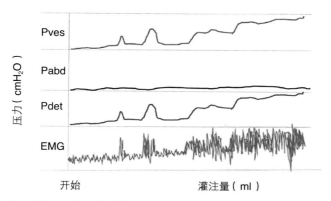

图 16.8 图中的四条曲线分别代表 Pves、Pabd、Pdet 和尿道括约肌肌电图（EMG）。逼尿肌收缩伴肌电图信号增强（逼尿肌－括约肌协同失调），阻止尿液流出，进一步增加了膀胱内压

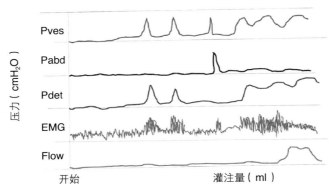

图 16.9　脊髓损伤患者 5 通道尿动力学检查，示神经源性逼尿肌过度活动伴终末漏尿或尿失禁。两段神经源性逼尿肌过度活动均伴肌电图信号增强。咳嗽诱发了下一段的压力和肌电图升高。逼尿肌持续性强烈收缩引发的排尿被早期的肌电图活动增强所阻。但随着逼尿肌收缩的持续，尿道括约肌会因过度疲劳而松弛，尿液开始流出

详见图 16.8。

　　对于正常人而言，肌电图信号随着膀胱内液体容量的增加而逐渐增强。在排尿时，肌电图显示括约肌松弛。

16.4　增加尿流率测定

　　尿液流出（包括漏尿）可通过尿流仪予以测定，以获取更多的信息。5 通道尿动力学检查（膀胱压、肠道压、逼尿肌压、肌电图和尿流率）见图 16.9。

尿动力学检查范例 17

17.1　病例 1

见图 17.1 和图 17.2。

17.1.1　病史

18 岁男性，松果体瘤术后，放疗后，继发脊髓拴系，6 个月前行神经外科手术治疗。Valsalva 排尿于 2 个月前改为自我清洁间歇性导尿。有便秘、射精和勃起功能障碍。

17.1.1.1　下尿路功能基本数据集

泌尿系统功能障碍与脊髓损伤无关：否。

能意识到需要排空膀胱：罕有尿意；极罕见强烈尿意并多伴少量漏尿。

膀胱排空方式：每天用力排尿 2 次（腹压排尿，Valsalva 排尿），间歇性导尿 2 次。

过去 1 周内平均每日自主排空膀胱的次数：4 ~ 5 次。

过去 3 个月内出现任何不自主漏尿（尿失禁）：是。

应用尿失禁护理用具：否。

过去 1 年内服用任何针对泌尿系统问题的药物：每日服用呋喃妥因（呋喃坦啶，nitrofurantoin）预防尿路感染。

泌尿外科手术史：无。

过去 1 年内泌尿系统症状的改变：不适用。

17.1.2　临床检查

会阴部触觉：存在。提睾反射：+，双侧。肛门括约肌张力：弱。无肛门反射，无球海绵体反射，无盆底肌自主收缩。

17.1.3　尿动力学检查基本数据集（图 17.1）

充盈期膀胱感觉：高充盈状态下轻微压力感。
逼尿肌功能：神经源性逼尿肌过度活动。

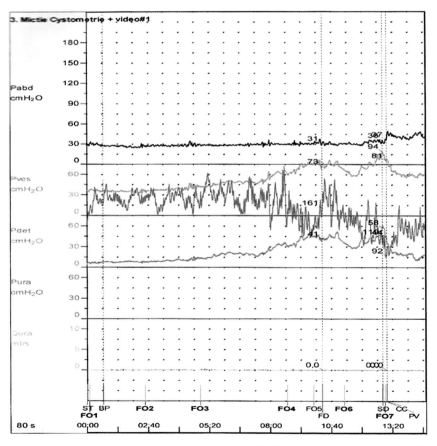

图 17.1　Pdet 基线值为 +8 cmH$_2$O。肠道压几乎无任何改变。Pves 和 Pdet 多次升高。尿道压曲线显示尿道压变化剧烈（痉挛）。极少量漏尿。逼尿肌压基线值未能正确归零：逼尿肌压值应为 −8 cmH$_2$O

膀胱顺应性：低顺应性 =10.2 ml/cmH$_2$O。

排尿期尿道功能：痉挛，逼尿肌 - 括约肌协同失调，二次收缩时尿道括约肌松弛，漏尿量 22 ml。

最大逼尿肌压：50 cmH$_2$O。

膀胱容量：391 ml。

排尿后残余尿量：369 ml。

17.1.4　泌尿系统影像学检查基本数据集（图 17.2）

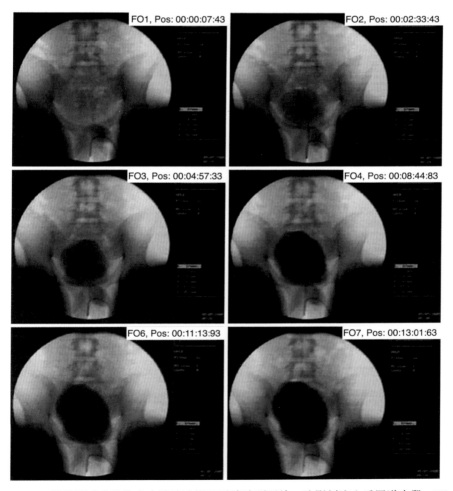

图 17.2　影像尿动力学检查中膀胱造影显示膀胱颈开放，造影剂流入后尿道中段。FO号表示拍片的先后次序

泌尿系统超声检查：正常。

泌尿系统 X 线检查（肾 - 输尿管 - 膀胱）：正常（见影像尿动力学检查第一幅图，图 17.2 ）。

肾造影：未做。

静息状态下的膀胱颈：开放。

其他发现：充盈期可见膀胱壁小梁。造影剂在启动灌注时已流入后尿道，说明膀胱颈闭合功能不全。

17.1.5　其他诊断性检查

膀胱镜检查：膀胱小梁，膀胱颈大范围开放。

电生理诊断检查：阴茎刺激下躯体感觉诱发电位（ somatosensory evoked potential，SSEP ）未再现信号。球海绵体肌电图显示失神经支配。腰骶反射缓慢、延迟。

膀胱和尿道电感应：高阈值但有感觉。

17.1.6　处理

终止用力排尿，改行自我清洁间歇性导尿 4 ~ 5 次 / 天。给予抗毒蕈碱药物。4 个月后再进行尿动力学检查，比对结果。

17.2　病例 2

见图 17.3 和图 17.4。

17.2.1　病史

20 岁男性，1 年前发生交通意外；损伤平面 T4，截瘫，损伤程度 AIS A 级。

17.2.1.1　下尿路功能基本数据集

泌尿系统功能障碍与脊髓损伤无关：否。

能意识到需要排空膀胱：否。

膀胱排空方式：间歇性自我导尿。

在过去 1 周内平均每日自动排空膀胱的次数：6 次。

过去 3 个月内出现任何不自主漏尿（尿失禁）：漏尿非常频繁。

应用尿失禁护理用具：尿套。

过去 1 年内服用任何针对泌尿系统问题的药物：抗毒蕈碱药物。

泌尿外科手术史：无。

过去 1 年内泌尿系统症状的改变：无，尿液澄清。

其他：肠道，轻泻药 3 次 / 周，极罕见大便失禁。反射性勃起。尿路感染，正在使用抗生素。尿液澄清。

17.2.2　临床检查

会阴部触觉：左侧阳性。提睾反射：双侧阳性。肛门括约肌张力：正常。肛门反射：阳性。球海绵体反射：阳性，可伴左下肢痉挛。盆底肌和肛门括约肌收缩：无。使用尿套导致的阴茎皮肤轻微损伤。

17.2.3　尿动力学检查基本数据集（图 17.3 ）

充盈速度：30 ml/min。

充盈期膀胱感觉：缺失。

逼尿肌功能：至 50 ml 时出现逼尿肌过度活动，膀胱内高压，漏尿。

膀胱顺应性：4 ml/cmH$_2$O。

尿道功能：逼尿肌收缩时伴尿道括约肌失协调性收缩。

最大逼尿肌压：154 cm H$_2$O。

膀胱容量：60 ml。

排尿后残余尿量：50 ml。

17.2.4　泌尿系统影像学检查基本数据集（图 17.4 ）

泌尿系统超声检查：双侧上尿路淤滞或扩张。

泌尿系统 X 线检查（肾 - 输尿管 - 膀胱）：正常。

肾造影：未做。

膀胱造影：右侧膀胱输尿管反流，静息态膀胱颈关闭。

影像尿动力学检查

排尿期膀胱颈：正常。

膀胱输尿管反流：无。

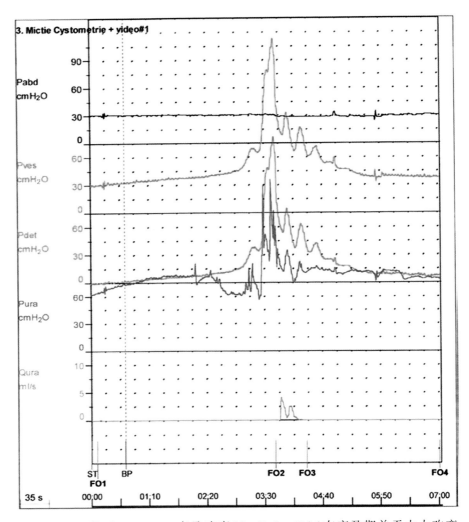

图 17.3 Pdet 始于 0 cmH$_2$O。充盈速度 30 ml/min。Pabd 在充盈期并无太大改变。Pdet 和 Pves 迅速升高，提示低顺应性膀胱。逼尿肌过度活动和逼尿肌–括约肌协同失调导致膀胱内高压。非自主排尿伴不完全性膀胱排空

排尿横纹期尿道括约肌：关闭（失协调）。

其他发现：小膀胱，小梁形成，漏尿期间流入后尿道。右侧可能存在 1 度反流，但视频中仅在膀胱收缩时很短的时间内可见。

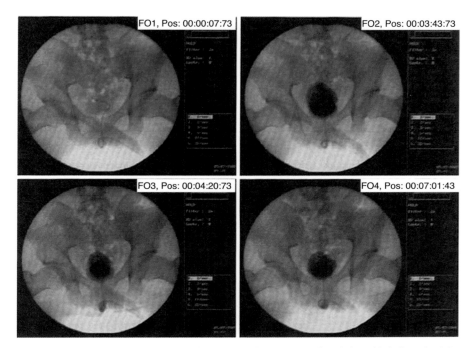

图 17.4 膀胱小梁化。不自主排尿期间，造影剂流入后尿道。右侧可能存在 1 度反流，视频中仅在膀胱收缩时很短的时间内可见。FO 号表示拍片的先后次序

17.2.5 其他诊断性检查

膀胱镜检查：蛋壳样结石，膀胱壁小梁。

膀胱和尿道电感应：捕获膀胱和尿道电流，提示冲动信号通过传入神经传至大脑皮质。

特殊检查：冰水试验，20 ml，4 ℃，可致逼尿肌剧烈收缩。

> 蛋壳样结石通常在 X 线片上不可见。

17.2.6 处理

碎石术。

3 周后复查尿动力学显示，逼尿肌－括约肌协同失调导致的膀胱内高压并无改变。无尿路感染。给予高剂量抗毒蕈碱药物联合间歇性导尿。

结果：无漏尿，膀胱容量 250 ml，膀胱顺应性 12 ml/cmH$_2$O，神经源性逼尿肌过度活动。注射肉毒毒素 A 后，膀胱容量得以改善，低顺应性膀胱恢复正常。

17.3 病例 3

见图 17.5、图 17.6 和图 17.7。

17.3.1 病史

30 岁男性，2 年前发生交通意外，损伤平面 C7，四肢瘫，AIS C 级。

17.3.1.1 下尿路功能基本数据集

泌尿系统功能障碍与脊髓损伤无关：否。

能意识到需要排空膀胱：膀胱充盈时可以。

膀胱排空方式：间歇性自我导尿。

在过去 1 周内平均每日自动排空膀胱的次数：4 次。

过去 3 个月内出现任何不自主漏尿（尿失禁）：频繁漏尿；口服高剂量抗毒蕈碱药物后，漏尿消失。

应用尿失禁护理用具：无。

过去 1 年内服用任何针对泌尿系统问题的药物：抗毒蕈碱药物，奥昔布宁 5 mg 每日 2 次，后改为托特罗定缓释片 1 mg/d。

泌尿外科手术史：无。

过去 1 年内泌尿系统症状的改变：有变化。4 个月前出现自主神经反射异常，膀胱容量变小，漏尿。口服更高剂量的奥昔布宁后症状消失，但因为严重口干，改为托特罗定缓释片。

其他：伤后行颈椎融合术，C5—C6 椎间 cage 置入、植骨融合，C7 椎体切除术，C6—T2 钢板内固定。术后发生横纹肌溶解症。

17.3.2 临床检查

尿液：澄清。肛周触觉：阳性。提睾反射：阳性，双侧。肛门括约肌张力：正常。肛门反射：阳性。球海绵体反射：阳性。盆底肌和肛门括约肌自主收缩：无。

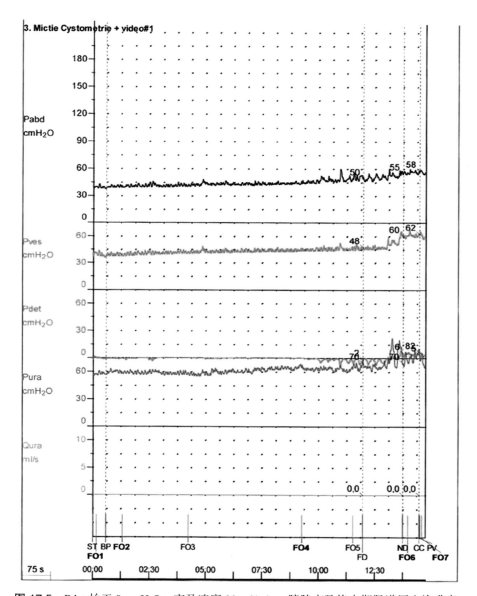

图 17.5 Pdet 始于 0 cmH₂O。充盈速度 30 ml/min。膀胱充盈终末期肠道压少许升高。充盈期未见逼尿肌压升高，提示膀胱顺应性正常。储尿终末期可见低压神经源性逼尿肌过度活动和逼尿肌 – 括约肌协同失调。FD，初始充盈感；ND，尿意正常

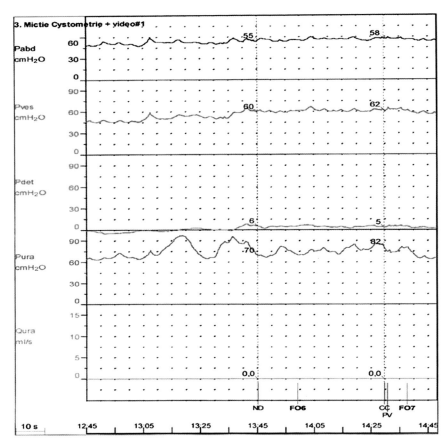

图 17.6　将储尿终末期曲线放大，显示低压神经源性逼尿肌过度活动和逼尿肌－括约肌协同失调

17.3.3　尿动力学检查基本数据集（图 17.5 和图 17.6 ）

充盈速度：30 ml/min。

充盈期膀胱感觉：488 ml 初始充盈感，567 ml 初始尿意。

逼尿肌功能：499 ml 出现低压神经源性逼尿肌过度活动，无漏尿。

膀胱顺应性：从开始充盈至逼尿肌出现过度活动，未见逼尿肌压升高。

尿道功能：逼尿肌－括约肌协同失调。

最大逼尿肌压：5 cmH$_2$O。

膀胱容量：600 ml。

排尿后残余尿量：不适用，无排尿。

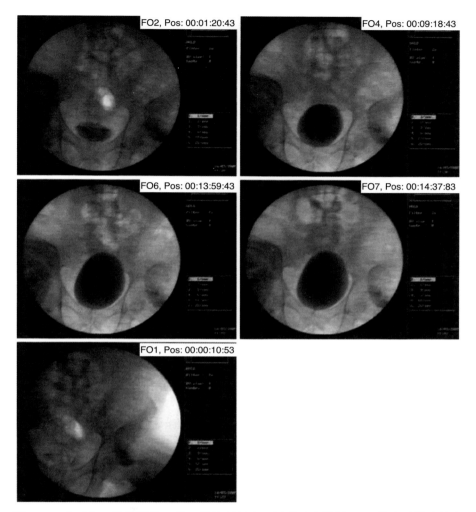

图 17.7 充盈期：膀胱影像正常，膀胱颈闭合；尿道无造影剂。FO 号表示拍片的先后顺序。照片未按实际顺序排序

17.3.4 泌尿系统影像学检查基本数据集（图 17.7）

泌尿系统超声检查：正常。

泌尿系统 X 线检查（肾 – 输尿管 – 膀胱）：影像尿动力学检查起始阶段正常。

肾造影：未做。

膀胱造影：正常。

排尿性膀胱造影：无排尿。

17.3.5　其他诊断性检查

膀胱镜检查：未做。

膀胱和尿道电感应：膀胱和尿道电流捕获阈值增高，提示冲动信号通过传入神经传至大脑皮质。

17.3.6　处理

自我清洁间歇性导尿，联合口服抗毒蕈碱药物。

17.4　病例 4

见图 17.8、图 17.9 和图 17.10。

17.4.1　病史

63 岁男性，1 年前发生主动脉夹层，截瘫，损伤平面 T9，AIS C 级。

17.4.1.1　下尿路功能基本数据集

泌尿系统功能障碍与脊髓损伤无关：否。

能意识到需要排空膀胱：是。

膀胱排空方式：自主排尿伴高残余尿量，不自主排出大量尿液，间歇性导尿 3 次 / 周。尿液澄清。

过去 1 周内平均每日自动排空膀胱的次数：4 次。

过去 3 个月内出现任何不自主漏尿（尿失禁）：频繁漏尿。

应用尿失禁护理用具：尿垫。

过去 1 年内服用任何针对泌尿系统问题的药物：无，多种药物用于治疗高血压、肾和心脏疾病。

泌尿外科手术史：无。

过去 1 年内泌尿系统症状的改变：无。

其他：主动脉夹层发生后接受了急诊手术，术后长期住在 ICU，阴茎异常勃起，左腿筋膜切开术，血液透析持续 3 周，耻骨上造瘘，抑郁。

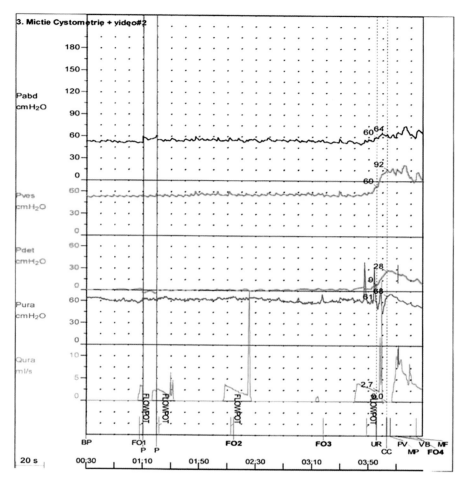

图 17.8 Pdet 从 0 cmH₂O 开始。充盈速度 30 ml/min。充盈期 Pdet 少许升高，提示膀胱顺应性正常。膀胱收缩伊始出现非自主排尿伴逼尿肌－括约肌协同失调，随后尿道括约肌松弛。Qura 曲线出现问题，是由流量计的圆盘部分堵塞所致。仅最后一条曲线代表尿流速度

17.4.2 临床检查

会阴部触觉：缺失。提睾反射：阳性，双侧。肛门括约肌张力：正常。肛门反射：阳性。球海绵体反射：阳性。盆底肌和肛门括约肌自主收缩：弱。

17.4.3 尿动力学检查基本数据集（图 17.8 和图 17.9 ）

充盈速度：30 ml/min。

充盈期膀胱感觉：灌注至 193 ml 出现急迫性尿意。

逼尿肌功能：逼尿肌压从 0 cmH$_2$O 开始，灌注至 199 ml 出现神经源性逼尿肌过度活动。

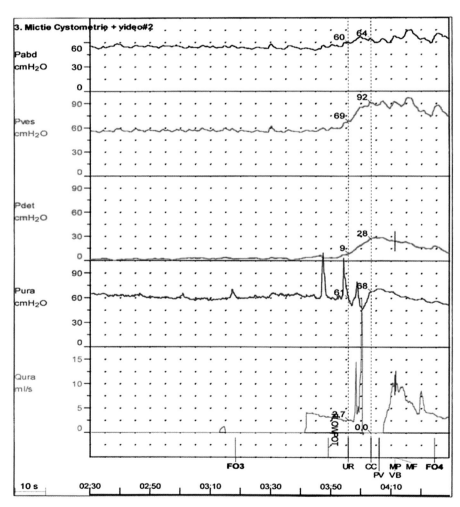

图 17.9 将充盈终末期图像放大，可见 Pabd 少许升高。神经源性逼尿肌过度活动伴正常排尿压。仅排尿早期出现逼尿肌 – 括约肌协同失调。排尿伴少量残余尿液。Qura 曲线异常属于技术问题，是由流量计的圆盘部分堵塞所致

膀胱顺应性：灌注开始至结束，逼尿肌压仅升高了 3 cmH_2O（在神经源性逼尿肌过度活动之前），顺应性 =199/3=66 ml/cmH_2O。

尿道功能：膀胱收缩开始时尿道随之收缩，随着排尿继续逐渐松弛。

最大逼尿肌压：28 cmH_2O。

膀胱容量：199 ml。

排尿后残余尿量：20 ml。

尿流率：Qmax 10.7 ml/s，平均尿流率 5.5 ml/s，尿流时间 18 s，排尿时间 18 s，达到 Qmax 所需时间 0 s。

17.4.4　泌尿系统影像学检查基本数据集（图 17.10）

泌尿系统超声检查：正常。

泌尿系统 X 线检查（肾 - 输尿管 - 膀胱）：影像尿动力学的起始阶段正常（图 17.10 中无相关图片）。

肾造影：未做。

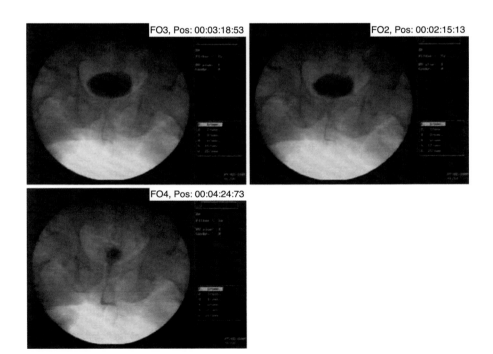

图 17.10　初始的普通 X 线缺失。FO 号代表拍片顺序。膀胱影像学正常，充盈期膀胱颈关闭。排尿期尿液正常通过尿道。此处未见残余尿液

膀胱造影：正常。

排尿性膀胱造影：正常。

17.4.5 其他诊断性检查

膀胱镜检查：未做。

膀胱和尿道电感应：捕获膀胱和尿道电流，提示冲动信号通过传入神经传至大脑皮质，但阈值较高。

冰水试验：阳性。

17.4.6 处理

教会患者自我清洁间歇性导尿，4 次 / 天，开始口服抗毒蕈碱药物。如果持续漏尿，则增加抗毒蕈碱药物剂量。行膀胱镜检查，以排除膀胱局部病变。

17.5 病例 5

见图 17.11、图 17.12 和图 17.13。

17.5.1 病史

32 岁男性，3 个月前从高处坠落，损伤平面 T11，截瘫，AIS B 级。

17.5.1.1 下尿路功能基本数据集

泌尿系统功能障碍与脊髓损伤无关：否。

能意识到需要排空膀胱：是。

膀胱排空方式：自我清洁间歇性导尿 4 次 / 天，尿液澄清。

在过去 1 周内平均每日自动排空膀胱的次数：4 次。

过去 3 个月内出现任何不自主漏尿（尿失禁）：移动时经常出现漏尿。

应用尿失禁护理用具：尿垫。

过去 1 年内服用任何针对泌尿系统问题的药物：无。

泌尿外科手术史：无。

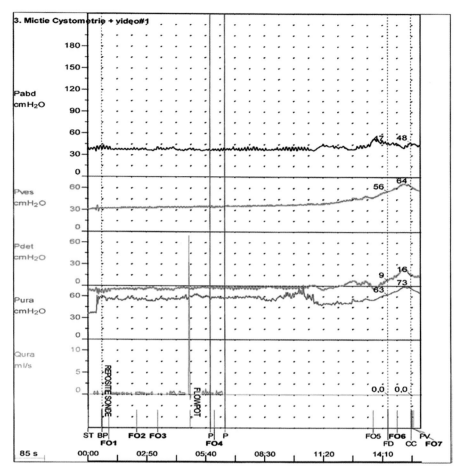

图 17.11　Pdet 始于 −4 cmH$_2$O。充盈速度 30 ml/min。膀胱内压在充盈终末期缓慢升高，膀胱顺应性正常。于充盈终末期可见腹压起伏，Pdet 可见波状曲线。FD，初始尿意即下腹坠胀感。尿路流量计堵塞导致膀胱测量第一部分曲线出现伪像

过去 1 年内泌尿系统症状的改变：不适用。
其他：无勃起，无排便感，手指辅助排便。

17.5.2　临床检查

尿液：澄清。会阴部触觉：无。提睾反射：双侧阴性。肛门括约肌张

力：括约肌开放。肛门反射：阴性。球海绵体反射：阴性。盆底肌和肛门括约肌自主收缩：无。

17.5.3 尿动力学检查基本数据集（图 17.11 和图 17.12）

充盈速度：30 ml/min。

充盈期膀胱感觉：灌注至 597 ml 时，盆腔区域有坠胀感。进一步灌注至 651 ml 时，感觉并没有进一步加强。

逼尿肌功能：逼尿肌压始于 -4 cmH_2O。逼尿肌无反射。转移至尿动力学检查椅时出现漏尿。

膀胱顺应性：灌注开始至结束，逼尿肌压升高 26 cmH_2O。计算所得顺应性值为 25.2 ml/cmH_2O。

尿道功能：充盈期，压力几乎无改变。充盈终末期压力升高。

最大逼尿肌压：16+4 = 20 cmH_2O。

膀胱容量：651 ml。

排尿后残余尿量：651 ml。

尿流率：无尿液流出。

17.5.4 泌尿系统影像学检查基本数据集（图 17.13）

泌尿系统超声检查：正常。

泌尿系统 X 线检查（肾 - 输尿管 - 膀胱）：影像尿动力学检查起始阶段正常（图 17.13 中并未显示）。

肾造影：未做。

膀胱造影：静息态膀胱颈开放。

其他发现：膀胱形态正常，充盈期膀胱颈开放，造影剂流入近端尿道。

排尿性膀胱造影：无排尿。

17.5.5 其他诊断性检查

膀胱镜检查：未做。

膀胱和尿道电感应：未做。

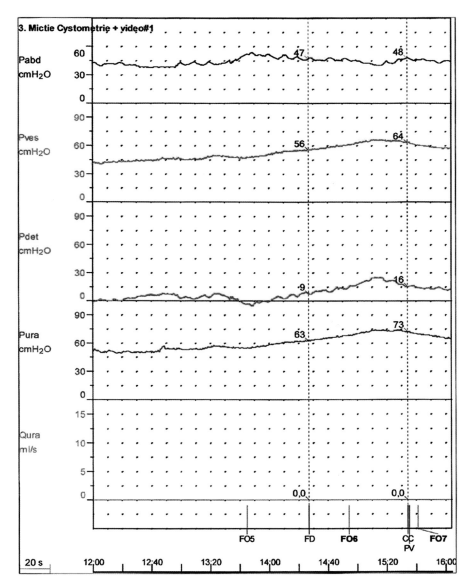

图 17.12 将充盈终末期图像放大，可见 Pves 和 Pdet 少许升高。Pabd 曲线呈波纹状

17.5.6 处理

自我清洁间歇性导尿。由于尿失禁严重影响患者的生活质量，膀胱颈外周植入人工括约肌 AS800。未能完全控制尿失禁，但有明显改善。

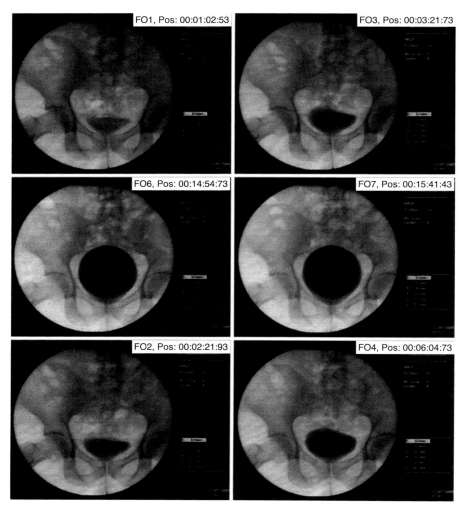

图 17.13 膀胱影像正常。膀胱颈开放，部分造影剂流入尿道前列腺部。FO 号代表拍片顺序

17.6　病例 6

见图 17.14、图 17.15 和图 17.16。

17.6.1　病史

47 岁女性，16 个月前发生交通意外，损伤平面 T8，截瘫，AIS A 级。

17.6.1.1　下尿路功能基本数据集

泌尿系统功能障碍与脊髓损伤无关：否。

能意识到需要排空膀胱：否。

膀胱排空方式：由于肥胖和个人意愿，选择了耻骨上造瘘，尿液澄清。

在过去 1 周内平均每日自动排空膀胱的次数：不适用。

过去 3 个月内出现任何不自主漏尿（尿失禁）：导管旁偶有尿液渗漏。

其他尿失禁护理用具：尿垫。

过去 1 年内服用任何针对泌尿系统问题的药物：8 个月前注射了肉毒毒素。

泌尿外科手术史：肉毒毒素注射。

过去 1 年内泌尿系统症状的改变：无。

17.6.2　临床检查

尿液：澄清。会阴部触觉：缺失。肛门括约肌张力：正常。肛门反射：阳性。球海绵体反射：阳性。盆底肌和肛门括约肌自主收缩：无。

17.6.3　尿动力学检查基本数据集（图 17.14 和图 17.15）

充盈速度：30 ml/min。

充盈期膀胱感觉：灌注至 474 ml 出现充盈感。

逼尿肌功能：初始 Pdet=0 cmH$_2$O。

膀胱顺应性：灌注开始至结束，逼尿肌压升高 30 cmH$_2$O（顺应性 =474/30=16 ml/cmH$_2$O）。

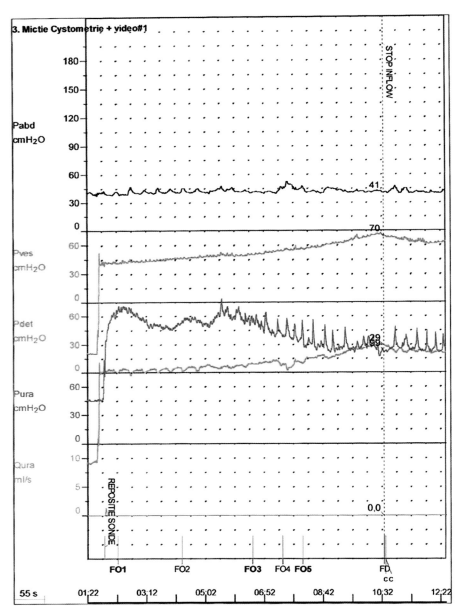

图 17.14　初始 Pdet=0 cmH$_2$O。充盈速度为 30 ml/min。Pves 和 Pdet 低，在膀胱充盈终末期缓慢上升。结束灌注后，Pdet 回落。灌注开始至结束，Pdet 持续升高，膀胱顺应性正常（474/30=16 ml/cmH$_2$O）。FD，初始尿意，ND，正常尿意

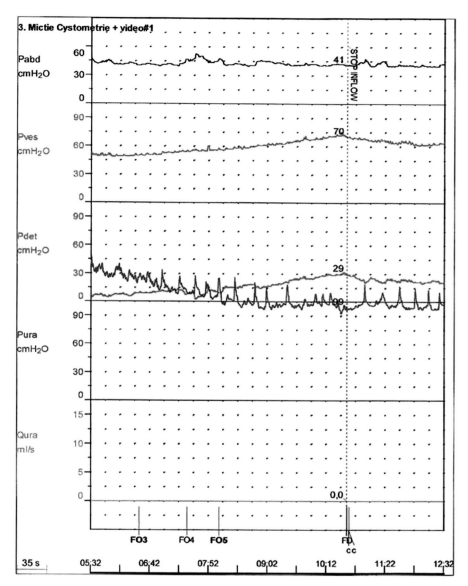

图 17.15　将充盈终末期图像放大，可见 Pves 和 Pdet 升高。高 Pura 伴锐峰波。终止灌注后 Pdet 逐渐降低

尿道功能：过度活动，高 Pura。

最大逼尿肌压：29 cmH₂O。

膀胱容量：474 ml。

排尿后残余尿量：无排尿。

17.6.4 泌尿系统影像学检查基本数据集（图 17.16 ）

泌尿系统超声检查：正常。

泌尿系统 X 线检查（肾 – 输尿管 – 膀胱）：影像尿动力学检查正常（图
17.16 中并未显示 ）。

肾造影：无。

膀胱造影：正常。

排尿性膀胱造影：无排尿。

膀胱镜检查：正常。

膀胱和尿道电感应：无电感应信号。

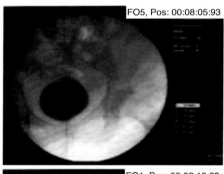
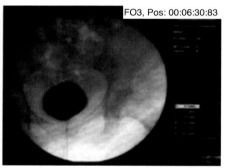
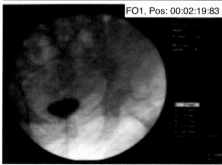

图 17.16 膀胱影像学检查正常，膀胱颈闭合。FO 号代表拍片顺序。并未显示所有
图像

17.6.5　处理

耻骨上造瘘。如果肉毒毒素效果消失，再次注射。

> 本病例无电感应信号，但有一些充盈感，这可能是因为两种感觉的传导通路不同。

17.7　病例 7

见图 17.17 和图 17.18。

17.7.1　病史

31 岁男性，损伤平面 T2，截瘫，AIS A 级。

6 年前发生交通意外，C5—C6 骨折脱位，C5—C6 椎体融合术。脊髓中央索病变和脊髓空洞症。颈椎间盘后突，与骨赘共同压迫脊髓。

17.7.1.1　下尿路功能基本数据集

泌尿系统功能障碍与脊髓损伤无关：否。

能意识到需要排空膀胱：否。

膀胱排空方式：自我清洁间歇性导尿联合叩击反射性排尿；叩击排尿每日 1 次，能排出 200 ml。

在过去 1 周内平均每日自动排空膀胱的次数：3 ~ 5 次。

过去 3 个月内出现任何不自主漏尿（尿失禁）：有，平均每天 5 ~ 6 次。

应用尿失禁护理用具：尿垫。

过去 1 年内服用任何针对泌尿系统问题的药物：抗毒蕈碱药物，1 个月前双倍剂量，能控尿；抗生素治疗尿路感染；抗痉挛药；对乙酰氨基酚（扑热息痛）。

泌尿外科手术史：无。

过去 1 年内泌尿系统症状的改变：是，尿失禁加重；反复尿路感染。

其他：轻泻药 3 次 / 周；反射性勃起；下肢痉挛加剧；无自主神经反射异常。

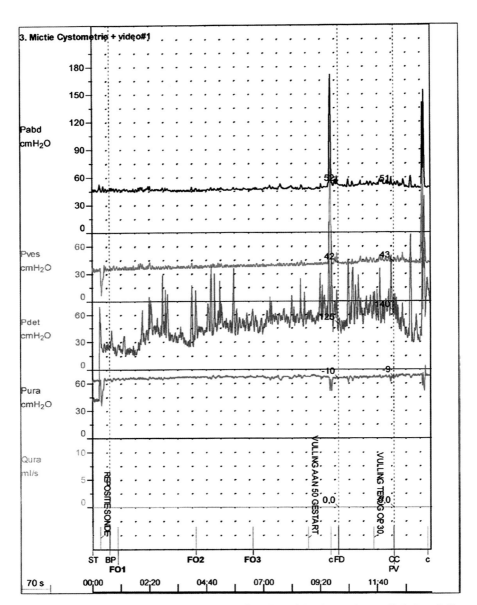

图 17.17　充盈速度为 30 ml/min。Pdet 基线值未能正确归零，导致 Pdet 曲线出现负值。Pves 和 Pabd 缓慢升高。Pdet 几乎无升高。高 Pura 伴锐峰波。咳嗽和耻骨上区域叩击引起 Pura 升高

17.7.2　临床检查

会阴部触觉：缺失。提睾反射：双侧阳性。肛门反射：阳性。球海绵体反射：阳性。盆底肌自主收缩：无。

17.7.3　尿动力学检查基本数据集（图 17.17）

充盈期膀胱感觉：减退，灌注至 325 ml 出现初始尿意。
逼尿肌功能：正常充盈，无收缩。
膀胱顺应性：灌注至 421 ml，Pdet 升高 4 cmH$_2$O，顺应性 =105 ml/cmH$_2$O。
排尿期尿道功能：无排尿。
最大逼尿肌压：Pdet 基线值为 −14 cmH$_2$O，难以计算。
膀胱容量：421 ml。
排尿后残余尿量：无排尿。

17.7.4　泌尿系统影像学检查基本数据集（图 17.18）

泌尿系统超声检查：正常。
泌尿系统 X 线检查（肾 − 输尿管 − 膀胱）：影像尿动力学检查正常。
肾造影：未做。
膀胱造影：正常。
排尿性膀胱造影：无排尿，无漏尿。

17.7.5　其他诊断性检查

膀胱镜检查：尿道括约肌强痉挛。膀胱壁小梁形成。
电感应：下尿路电感应保留，阈值增高。

17.8　病例 8

见图 17.19。

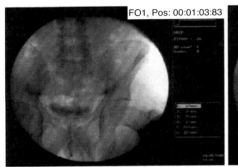
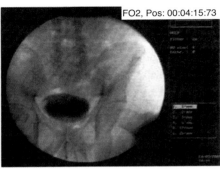
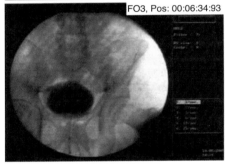

图 17.18　膀胱造影结果正常。FO 号表示拍片顺序，并未显示所有影像结果

17.8.1　病史

28 岁男性，损伤平面 T4，截瘫，AIS A 级，病程 13 年。

17.8.1.1　下尿路功能基本数据集
泌尿系统功能障碍与脊髓损伤无关：否。

能意识到需要排空膀胱：否。

膀胱排空方式：耻骨上造瘘，留置导尿。

过去 3 个月内出现任何不自主漏尿（尿失禁）：无。

过去 1 年内服用任何针对泌尿系统问题的药物：抗毒蕈碱药物，奥昔布宁 7.5 mg，3 次 / 天。

过去 1 年内泌尿系统症状的改变：无。

17.8.2　临床检查

肛周浅感觉和肛门深感觉缺失；球海绵体反射（bulboc avernous

reflex）阳性；肛门括约肌张力升高；肛门括约肌无自主收缩。

17.8.3 尿动力学检查基本数据集（图 17.19）

充盈期膀胱感觉：无。
逼尿肌功能：未见逼尿肌不自主性收缩。
膀胱顺应性：低（160/24，约 6 ml/cmH$_2$O）。
最大逼尿肌压：24 cmH$_2$O。
膀胱容量：160 ml。

注意：由于出现自主神经反射异常而终止灌注，当时血压升至 160/96 mmHg。膀胱容量变小最有可能是因为长期留置导尿管所致。抗毒蕈碱药物可能有助于维持或增加膀胱容量。针对这个病例，可能必须增加抗毒蕈碱药物的处方剂量。

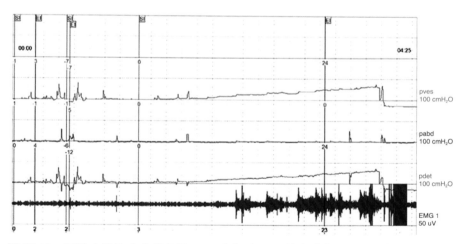

图 17.19 尿动力学检查曲线显示 Pves 升高时 Pabd 并未升高；Pves 升高不伴逼尿肌不自主收缩，提示低顺应性膀胱伴膀胱低容量

17.9 病例 9

见图 17.20 和图 17.21。

17.9.1 病史

35 岁男性，痉挛性截瘫，损伤平面 T11，AIS B 级，病程 4 年。

17.9.1.1 下尿路功能基本数据集

泌尿系统功能障碍与脊髓损伤无关：否。

能意识到需要排空膀胱：否。

膀胱排空方式：自我清洁间歇性导尿，6 次 / 天。

过去 3 个月内出现任何不自主漏尿（尿失禁）：是，每周。

过去 1 年内服用任何针对泌尿系统问题的药物：无。

过去 1 年内泌尿系统症状的改变：无。

17.9.2 临床检查

肛门深感觉阳性，球海绵体反射和肛门反射阳性，括约肌张力正常，肛门括约肌无自主收缩。

17.9.3 尿动力学检查基础数据（图 17.20 ）

充盈期膀胱感觉：不确定。

逼尿肌功能：充盈终末期出现逼尿肌不自主收缩。

膀胱顺应性：正常（ 160/10=16 cmH$_2$O ）。

最大逼尿肌压: 55 cmH$_2$O。

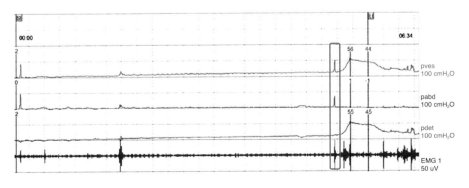

图 17.20 尿动力学检查显示，灌注至 160 ml 时出现终末期神经源性逼尿肌过度活动，Pdet 为 10 cmH$_2$O。随之压力迅速上升，最大 Pdet 为 55 cmH$_2$O

膀胱容量：210 ml。

注意：咳嗽诱发逼尿肌收缩伴括约肌收缩（红色矩形框内）。

17.9.4 处理

给予抗毒蕈碱药物，曲司氯铵 40 mg/d。要求 1 个月后复诊尿动力学检查，以评估抗毒蕈碱药物的有效性（图 17.21）。

17.9.5 随访

17.9.5.1 下尿路功能基本数据集
泌尿系统功能障碍与脊髓损伤无关：否。
能意识到需要排空膀胱：否。
膀胱排空方式：自我清洁间歇性导尿，6 次 / 天。
过去 3 个月内出现任何不自主漏尿（尿失禁）：是，每个月，但并不是每周都会漏尿。
过去 1 年内服用任何针对泌尿系统问题的药物：抗毒蕈碱药物，曲司氯铵 40 mg/d，持续服用 1 个月。
过去 1 年内泌尿系统症状的改变：是，几乎不再出现尿失禁。

17.9.5.2 尿试纸检测
Sp.Gr. 1.005，pH 6.0，WBC 250，亚硝酸盐 2+，葡萄糖 –ve，血 –ve。

17.9.5.3 尿动力学检查基础数据（图 17.21）
充盈期膀胱感觉：正常。初始充盈感 270 ml，初始尿意 360 ml，强尿意 450 ml。
逼尿肌功能：未见逼尿肌不自主收缩。
膀胱顺应性：正常（450/15=30 ml/cmH$_2$O）。
最大逼尿肌压：15 cmH$_2$O。
膀胱容量：450 ml。

注意：曲线所示灌注量（红色圆圈内）低于尿动力学检查结束后尿液导出量，这可能是因为尿动力学检查期间输液泵校准不佳和自身尿液生成过快。

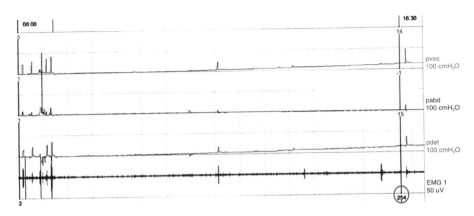

图 17.21　服用抗毒蕈碱药物 1 个月后，复查尿动力学显示充盈期未见逼尿肌不自主收缩，膀胱感觉正常，膀胱最大容量为 450 ml，低 Pdet 提示顺应性正常，无自主神经反射异常

17.9.5.4　处理

既然尿动力学检查显示药物使用没有让患者出现神经源性逼尿肌过度活动、膀胱容量和顺应性增加，可继续使用抗毒蕈碱药物。

注意：尿试纸检测结果提示患者出现尿路感染，可考虑使用抗生素。

17.10　病例 10

见图 17.22 和图 17.23。

17.10.1　病史

28 岁男性脊髓损伤患者，痉挛性四肢瘫，损伤平面 C5，AIS C 级，2015 年 12 月受伤。急性期膀胱过度充盈（800 ml），无自主排尿。

17.10.1.1　下尿路功能基本数据集

泌尿系统功能障碍与脊髓损伤无关：否。

能意识到需要排空膀胱：不确定。

膀胱排空方式：间歇性导尿5～6次/天，护士操作。

过去3个月内出现任何不自主漏尿（尿失禁）：无。

过去1年内服用任何针对泌尿系统问题的药物：服用抗生素治疗尿路感染。

过去1年内泌尿系统症状的改变：是，膀胱过度充盈，无自主排尿。

17.10.2　临床检查

肛周感觉存在，球海绵体反射和肛门反射阳性，括约肌高张力，肛门括约肌无自主收缩。

17.10.3　尿动力学检查基本数据集（图17.22）

充盈期膀胱感觉：正常，灌注至330 ml时出现初始尿意，510 ml时出现强烈尿意。

逼尿肌功能：充盈期未见逼尿肌不自主收缩，排尿期逼尿肌收缩无力。

膀胱顺应性：正常（510/6=85 ml/cmH$_2$O）。

最大逼尿肌压：6 cmH$_2$O。

膀胱容量：510 ml。

排尿期尿道功能：尿道括约肌无松弛？

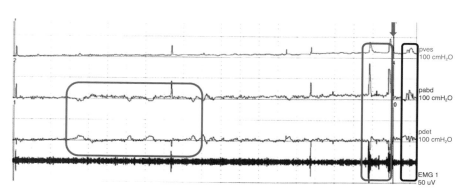

图17.22　第一次尿动力学检查显示充盈期未见逼尿肌非自主收缩或叩击下收缩，排尿期逼尿肌收缩无力

注意：红色箭头所示为灌注 / 充盈阶段结束。Pdet 曲线（红色矩形框内）可见伪像，未见非自主收缩，应与肠道运动有关。叩击时 Pabd 和 Pves 出现锐峰波，伴括约肌肌电图信号增强。值得注意的是，Pabd 峰值明显高于 Pves，这可能是因为直肠球囊距离肛门括约肌不够远，导致肛门括约肌收缩作用于直肠球囊所致（绿色矩形框内）。腹部用力会增加 Pabd 和 Pves（紫色矩形框内），但不会排尿，可能是 Pves 不足伴尿道括约肌松弛障碍所致梗阻导致的。

17.10.4　随访

出院后，患者无法排尿，决定使用留置导尿管。

5 个月后，患者运动功能提高至 AIS D 级。需要第二次尿动力学检查。

17.10.4.1　下尿路功能基本数据集

泌尿系统功能障碍与脊髓损伤无关：否。

能意识到需要排空膀胱：不适用。

膀胱排空方式：经尿道留置导尿管，14 F，每 2 周换一次。

过去 3 个月内出现任何不自主漏尿（尿失禁）：无。

过去 1 年内服用任何针对泌尿系统问题的药物：服用抗生素治疗尿路感染。

17.10.4.2　尿试纸检测

pH 7.0，Sp gr 1.005，WBC 25，亚硝酸盐阴性。

17.10.4.3　尿动力学检查基础数据（图 17.23）

充盈期膀胱感觉：增强，初始尿意出现在 250 ml，强烈尿意出现在 300 ml。

逼尿肌功能：充盈期未见逼尿肌不自主收缩。

膀胱顺应性：正常。

排尿期尿道功能：初始逼尿肌 - 括约肌协同失调。

排尿期最大逼尿肌压：30 cmH$_2$O（逼尿肌无力）。

膀胱测压容量：300 ml。

注意：排尿期 Pves 和 Pabd 出现锐峰波，肌电图信号增强（红色矩形框内），因用力排尿所致。能观察到 Pabd 锐峰波，但是 Pves 消失（紫色

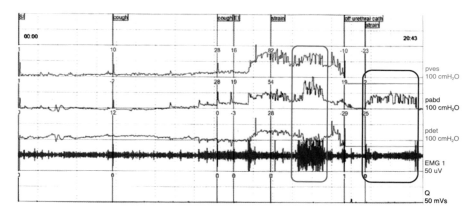

图 17.23 发病后 6 个月，尿动力学检查显示逼尿肌无力伴逼尿肌 – 括约肌协同失调，无自主排尿。移除导尿管后，仅能排出少量尿液

矩形框内），因尿道导管的移除所致。

17.10.4.4 处理

尝试用力排尿，而后进行自我清洁间歇性导尿排空膀胱，4 次 / 天。

17.11 病例 11

见图 17.24 和图 17.25。

17.11.1 病史

31 岁女性，损伤平面 T6，截瘫，AIS B 级。

17.11.1.1 下尿路功能基本数据集

泌尿系统功能障碍与脊髓损伤无关：否。

能意识到需要排空膀胱：是。

膀胱排空方式：自主排尿，辅以自我清洁间歇性导尿，6 次 / 天。

过去 3 个月内出现任何不自主漏尿（尿失禁）：是。

过去 1 年内服用任何针对泌尿系统问题的药物：无。

17.11.2　尿动力学检查基础数据（图 17.24）

充盈期膀胱感觉：未知。

逼尿肌功能：充盈终末期出现逼尿肌非自主收缩，最大逼尿肌压 70 cmH$_2$O 伴漏尿。

膀胱顺应性：正常，22 ml/cmH$_2$O。

排尿期尿道功能：逼尿肌 – 括约肌协同失调。

排尿期最大逼尿肌压：80 cmH$_2$O。

膀胱容量：250 ml。

排尿后残余尿量：150 ml。

17.11.3　处理

处方曲司氯铵，60 mg/d，以缓解神经源性逼尿肌过度活动和尿失禁。持续自我清洁间歇性导尿，6 次 / 天，确保完全排空膀胱。重复尿动力学检查，评估药物的临床效果。

17.11.4　随访

尿失禁持续存在，但较过去改善。

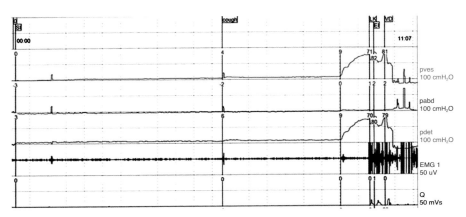

图 17.24　第一次尿动力学检查显示充盈终末期神经源性逼尿肌过度活动伴漏尿，小膀胱容量，膀胱顺应性正常，间歇性排尿，尿流率低

17.11.4.1　下尿路功能基本数据集

泌尿系统功能障碍与脊髓损伤无关：否。

能意识到需要排空膀胱：是。

膀胱排空方式：自主排尿，辅以自我清洁间歇性导尿，6 次 / 天，排尿后残余尿量约 100 ml。

过去 3 个月内出现任何不自主漏尿（尿失禁）：是，但较过去好转。

过去 1 年内服用任何针对泌尿系统问题的药物：曲司氯铵 60 mg/d，控制神经源性逼尿肌过度活动。

17.11.4.2　尿试纸检测

pH 5.0，Sp gr 1.010，亚硝酸盐 –ve，WBC 25，葡萄糖 –ve，血 –ve。

17.11.4.3　尿动力学检查基本数据集（图 17.25）

充盈期膀胱感觉：增强，初始尿意出现在 140 ml，强烈尿意出现在 170 ml。

逼尿肌功能：充盈终末期（灌注至 180 ml）出现持续性逼尿肌非自主收缩（蓝色箭头）。

膀胱顺应性：正常（180/13=14 ml/cmH$_2$O）。

排尿期尿道功能：逼尿肌 – 括约肌协同失调。

排尿期最大逼尿肌压：57 cmH$_2$O，排尿量 60 ml。

膀胱容量：290 ml。

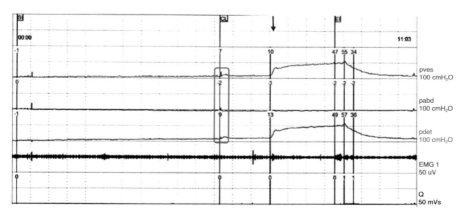

图 17.25　3 个月后，尿动力学检查复查显示灌注至 180 ml 时，出现持续性的逼尿肌非自主收缩伴强烈尿意（蓝色箭头）

排尿后残余尿量：230 ml。

注意：与之前的尿动力学检查相比，神经源性逼尿肌过度活动延迟出现并伴逼尿肌压下降。咳嗽时出现膀胱压和逼尿肌压的低振幅波，提示咳嗽可诱发逼尿肌收缩（红色矩形框内），这是神经源性逼尿肌过度活动的证据。逼尿肌 – 括约肌协同失调和逼尿肌无力导致排尿不完全。依据 ICS 标准，逼尿肌无力定义为逼尿肌收缩力降低和（或）持续时间缩短，导致膀胱排空时间延长和（或）在正常时间范围内膀胱排空失败。

17.11.4.4 下一步处理

将抗毒蕈碱药物——曲司氯铵剂量增至 80 mg/d，以控制尿失禁和逼尿肌收缩，避免上尿路损伤。由于自主排尿无法充分排空膀胱，需持续自我清洁间歇性导尿，6 次 / 天。

17.12 病例 12

见图 17.26。

17.12.1 病史

34 岁女性横贯性脊髓炎患者，痉挛性四肢瘫，损伤平面 C4，AIS C 级，病程 16 年。膀胱充盈时出现自主神经反射异常体征，面色潮红。

17.12.1.1 下尿路功能基本数据集

泌尿系统功能障碍与脊髓损伤无关：否。

能意识到需要排空膀胱：是，偶有强烈尿意。

膀胱排空方式：自我清洁间歇性导尿，4 次 / 天，由母亲操作。

过去 3 个月内出现任何不自主漏尿：是。

过去 1 年内服用任何针对泌尿系统问题的药物：曲司氯铵 80 mg/d，以控制神经源性逼尿肌过度活动。

17.12.2 尿动力学检查基本数据集（图 17.26）

充盈期膀胱感觉：正常，初始尿意出现在 370 ml，强烈尿意出现在 400 ml。

逼尿肌功能：在充盈终末期出现非自主收缩（神经源性逼尿肌过度活动）。

膀胱顺应性：正常。

最大逼尿肌压：24 cmH₂O。

膀胱容量：400 ml。

排尿期尿道功能：不适用，无排尿阶段。

注意：由于血压升高（自主神经反射异常体征）而终止灌注。没有进行常规咳嗽刺激来检测压力传感器的响应。终止灌注时仪器显示的灌注量（绿色圆圈）少于尿动力学检查结束后的导出尿量，这可能是因为多尿和（或）灌注率错误。因此，建议定期进行泵的校准。

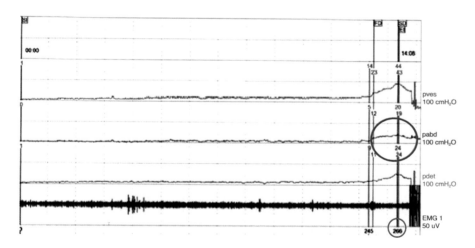

图 17.26　充盈期膀胱压测定显示膀胱容量和顺应性正常，充盈终末期逼尿肌过度活动伴肠道压升高（红色圆圈），源于腹肌痉挛

17.13　病例 13

见图 17.27。

17.13.1 病史

32 岁男性格林 - 巴利综合征患者，弛缓性四肢瘫，损伤平面 C4，AIS D 级。

17.13.1.1 下尿路功能基本数据集

泌尿系统功能障碍与脊髓损伤无关：否。

能意识到需要排空膀胱：是。

膀胱排空方式：自主排尿，每次 200～300 ml，4～5 次 / 天。

过去 3 个月内出现任何不自主漏尿：无，但排尿后滴沥。

过去 1 年内服用任何针对泌尿系统问题的药物：无。

17.13.2 尿流率测定

（尿动力学检查前）：Qmax/Vvoid/Vres=40/550/90。

17.13.3 尿动力学检查基本数据集（图 17.27）

充盈期膀胱感觉：正常，灌注至 300 ml 出现初始尿意，500 ml 出现强烈尿意。

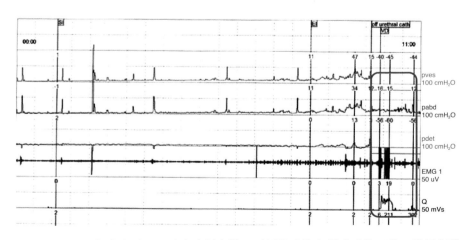

图 17.27 充盈期膀胱测压显示膀胱顺应性、逼尿肌功能和尿道功能正常。排尿期膀胱测压显示逼尿肌收缩无力，括约肌无松弛，无法排尿。移除导尿管后排尿启动（红色矩形框），尿流率正常（19 ml/s），需轻微用力（Pabd 少许升高）

逼尿肌功能：正常，未见不自主收缩。

膀胱顺应性：正常。

排尿期尿道功能：尿道括约肌无松弛。

排尿期最大逼尿肌压：13 cmH$_2$O。

膀胱容量：500 ml。

注意：该患者在灌注导管置于膀胱内期间无法排尿。拔出导管后，轻微用力可排出 300 ml。由于排尿后残余尿量较多（200 ml），怀疑其尿道括约肌梗阻。

当排尿期存在尿道括约肌梗阻时，可能需要拔出灌注导管以便患者排尿。

17.14 病例 14

见图 17.28 和图 17.29。

17.14.1 病史

36 岁男性，完全性脊髓损伤，损伤平面 T12，截瘫，AIS A 级。

17.14.1.1 下尿路功能基本数据集

泌尿系统功能障碍与脊髓损伤无关：否。

能意识到需要排空膀胱：否。

膀胱排空方式：自我清洁间歇性导尿 4 次/天，每次导出尿量 200 ~ 400 ml。

过去 3 个月内出现任何不自主漏尿：是，2 次自我清洁间歇性导尿的间隙。

过去 1 年内服用任何针对泌尿系统问题的药物：否。

17.14.2 临床检查

　　肛周感觉和肛门深感觉缺失，球海绵体反射和肛门反射阴性，肛门张力低下，肛门括约肌无自主收缩。

17.14.2.1 尿试纸检测

　　pH 7.0，Sp gr. 1.015，WBC 25，亚硝酸盐 2+。

17.14.3 尿动力学检查基础数据（图 17.28）

　　充盈期膀胱感觉：增强，初始尿意出现在 180 ml。
　　逼尿肌功能：相位性不自主收缩出现在 250 ml，随后出现漏尿。
　　膀胱顺应性：正常。
　　排尿期尿道功能：逼尿肌 – 括约肌协同失调。
　　排尿期最大逼尿肌压：40 cmH$_2$O。
　　膀胱容量：350 ml。
　　排尿后残余尿量：280 ml。

　　注意：由于肛门括约肌张力低下，用力排尿时直肠导管脱落，导致 Pabd 成为负值，Pdet 值大于实际值（红色矩形框）。在这种情况下，尽管神经系统检查提示骶段损伤，但是尿动力学检查证实神经源性逼尿肌过度

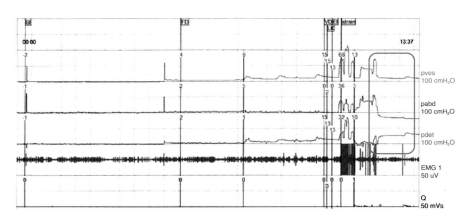

图 17.28 充盈期膀胱测压显示神经源性逼尿肌过度活动。排尿期膀胱测压显示逼尿肌 – 括约肌协同失调伴逼尿肌无力；用力可有间歇性排尿，尿流率低，排尿时间延长

活动，很有可能源于脊髓圆锥损伤。

17.14.4 泌尿系统超声检查

疑似膀胱结石。

17.14.5 处理

请泌尿科医生取出结石。增加自我清洁间歇性导尿频率以避免尿失禁。

17.14.6 随访

4 个月后行膀胱结石取出术。

17.14.6.1 尿试纸检测

pH 5.0，Sp gr. 1.025，WBC 500，亚硝酸盐 –ve，血 –ve。

17.14.6.2 下尿路功能基本数据集

泌尿系统功能障碍与脊髓损伤无关：否。

能意识到需要排空膀胱：不是很确定，有时导尿前会感觉腹部不适。

膀胱排空方式：自我清洁间歇性导尿，4～5 次 / 天，未测量每次导出尿量。

过去 3 个月内出现任何不自主漏尿：是，但是有减少。

过去 1 年内服用任何针对泌尿系统问题的药物：无。

17.14.6.3 临床检查

肛周感觉和肛门深感觉缺失，球海绵体反射和肛门反射弱阳性，肛门张力正常，无肛门括约肌自主收缩。

17.14.6.4 尿动力学检查基本数据集（图 17.29）

充盈期膀胱感觉：正常，初始尿意出现在 250 ml，强烈尿意出现在 350 ml。

逼尿肌功能：相位性不自主收缩出现在 340 ml，无漏尿。

膀胱顺应性：正常。

排尿期尿道功能：尿道括约肌未能松弛。

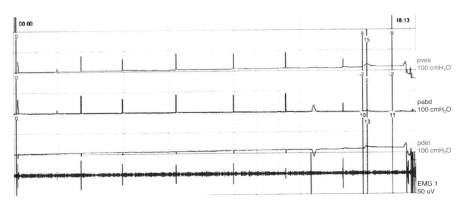

图 17.29 尿动力学检查显示充盈至 340 ml 出现神经源性逼尿肌过度活动，排尿期逼尿肌收缩无力。红色箭头表示灌注终止

排尿期最大逼尿肌压：10 cmH$_2$O，无尿液排出。
膀胱容量：390 ml。

注意：与之前的尿动力学检查及神经系统检查相比，第一次逼尿肌相位性不自主收缩推迟出现，膀胱容量增大，提示神经源性逼尿肌过度活动振幅下降可能是膀胱结石刺激所致。

17.15 病例 15

见图 17.30 和图 17.31。

17.15.1 病史

53 岁男性，痉挛性脊髓损伤，损伤平面 T4，截瘫，AIS A 级，病程 3 年。

17.15.1.1 下尿路功能基本数据集
泌尿系统功能障碍与脊髓损伤无关：否。
能意识到需要排空膀胱：否。
膀胱排空方式：经尿道留置导尿 3 年，Foley 导尿管，16 F。
过去 3 个月内出现任何不自主漏尿：出现堵管时。

过去 1 年内服用任何针对泌尿系统问题的药物：曲司氯铵 80 mg/d，以松弛膀胱。

17.15.2　临床检查

肛周感觉或肛门深感觉缺失，球海绵体反射和肛门反射阳性，括约肌张力正常。

17.15.2.1　尿试纸检测

pH 5.0，Sp gr. 1.025，亚硝酸盐 2+，WBC 500。

17.15.3　尿动力学检查基本数据集（图 17.30）

充盈期膀胱感觉：无。
逼尿肌功能：咳嗽诱发逼尿肌非自主收缩。
膀胱顺应性：正常。
膀胱容量：280 ml。
排尿期尿道功能：不适用。
排尿期最大逼尿肌压：不适用。

注意：血压升高提示自主神经反射异常，终止灌注（红色箭头）。

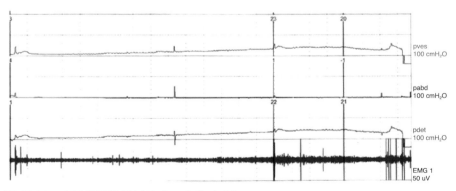

图 17.30　充盈期膀胱测压显示，咳嗽可诱发 Pves 和 Pdet 低压力波，提示神经源性逼尿肌过度活动。红色箭头表示灌注终止

17.15.4　处理

持续口服曲司氯铵 80 mg/d，维持膀胱容量和顺应性；根据漏尿情况和患者意愿持续使用留置导尿管，避免选择更大号的导尿管和水囊；进行膀胱尿道造影，以排除膀胱颈糜烂和膀胱 – 输尿管反流（图 17.31）。

17.15.4.1　进一步处理

持续使用相同剂量的抗毒蕈碱药物。

建议患者选择其他更为合适的膀胱管理方式，而不是通过留置导尿管来避免导管外周尿液渗漏。

咨询泌尿外科医生。

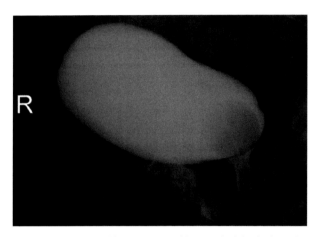

图 17.31　将稀释的 280 ml 造影剂经留置导尿管导入膀胱行膀胱尿道造影。结果显示膀胱扩张伴小梁生成，膀胱颈增宽。可见直径 1.9 cm 的结石。未见膀胱输尿管反流

17.16　病例 16

见图 17.32 和图 17.33。

17.16.1　病史

67 岁男性，痉挛性四肢瘫，损伤平面 C7，AIS D 级。尿动力学检查前 3 天，尿流率检查显示患者排尿接近正常（图 17.32）。

17.16.1.1 下尿路功能基本数据集

泌尿系统功能障碍与脊髓损伤无关：否。

能意识到需要排空膀胱：否。

膀胱排空方式：自主排尿，每次 150 ~ 400 ml。

过去 3 个月内出现任何不自主漏尿（尿失禁）：无。

过去 1 年内服用任何针对泌尿系统问题的药物：多沙唑嗪（2 mg）1 片 / 天，以松弛膀胱颈；氧氟沙星（200 mg）1 片，2 片 / 天，治疗尿路感染。

17.16.2 临床检查

肛门括约肌高张力，肛门自主收缩弱阳性，上肢运动评分 34 分，下肢运动评分 42 分，蹬趾屈肌肌力右侧 4 级 / 左侧 5 级。

17.16.2.1 尿试纸检测

pH 6.0, Sp. Gr. 1.010，亚硝酸盐 –ve, WBC 250。

17.16.3 尿动力学检查基本数据集（图 17.32 和图 17.33）

充盈期膀胱感觉：正常，460 ml 出现初始尿意；500 ml 出现强烈尿意。

逼尿肌功能：充盈终末期出现逼尿肌无自主性收缩，最大 Pdet 为 34 cmH$_2$O。

充盈期膀胱顺应性：正常。

充盈期尿道功能：可见逼尿肌 – 括约肌协同失调。

排尿期最大逼尿肌压：34 cmH$_2$O。

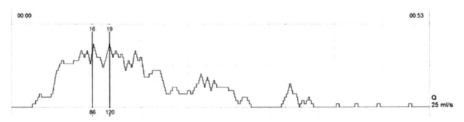

图 17.32　尿动力学检查前 3 天尿流率检查，结果显示患者排尿接近正常（Qmax/Vvoid/Vres=19/260/10）

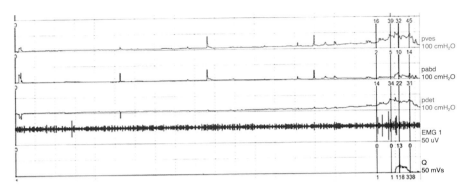

图 17.33　充盈期膀胱测压显示膀胱顺应性正常，伴终末期神经源性逼尿肌过度活动；排尿期膀胱测压显示逼尿肌无力伴逼尿肌 – 括约肌协同失调，尿流率低（13 ml/s）

　　膀胱容量：500 ml。
　　排尿后残余尿量：150 ml。

　　注意：排尿期膀胱压测定可见低尿流率伴高排尿后残余尿量，排尿期膀胱压的尿流率值低于普通尿流率测定可能是因为灌注导管的放置在某种程度上增加了尿道括约肌梗阻。

17.16.4　处理

　　持续服用目前剂量的多沙唑嗪。
　　在出现初始尿意时排尿，避免膀胱过度充盈。
　　尝试将排尿次数加倍，尽可能完全排空膀胱。

17.17　病例 17

　　见图 17.34 和图 17.35。

17.17.1　病史

　　57 岁男性患者，痉挛性脊髓损伤，损伤平面 T11，截瘫，AIS A 级，病程 5 年，不喜欢自我清洁间歇性导尿，接受尿失禁。

17.17.1.1　下尿路功能基本数据集

泌尿系统功能障碍与脊髓损伤无关：否。

能意识到需要排空膀胱：否。

膀胱排空方式：自我清洁间歇性导尿 5 次 / 天，每次导出尿量 100～200 ml。

过去 3 个月内出现任何不自主漏尿：是，大约 1 L/d，白天需要使用集尿器。

过去 1 年内服用任何针对泌尿系统问题的药物：奥昔布宁 15 mg/d 以松弛膀胱，多沙唑嗪 2 mg/d。

17.17.2　尿动力学检查基本数据集（图 17.34）

充盈期膀胱感觉：无。

逼尿肌功能：灌注至 100 ml 时，出现相位性逼尿肌非自主收缩，最大逼尿肌压 52 cmH$_2$O 伴漏尿。

充盈期膀胱顺应性：低顺应性（膀胱测压容量）。

排尿期尿道功能：疑似逼尿肌 - 括约肌协同失调。

排尿期最大逼尿肌压：不适用。

膀胱容量：300 ml。

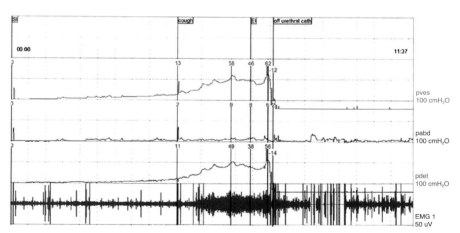

图 17.34　本次尿动力学检查提示神经源性逼尿肌过度活动伴膀胱低顺应性

17.17.3　随访

由于口干，患者将奥昔布宁的剂量减少至 10 mg/d，自我清洁间歇性导尿为 5 次 / 天，常规使用集尿器收集漏尿。1 年后复查尿动力学检查（图17.35）。

17.17.3.1　尿试纸检测

pH 8.0, Sp Gr 1.000, 亚硝酸盐 –ve，WBC 25，血 –ve，葡萄糖 –ve。

17.17.3.2　尿动力学检查基础数据（图 17.35）

充盈期膀胱感觉：缺失。

逼尿肌功能：充盈终末期逼尿肌不自主收缩（灌注至 150 ml），最大逼尿肌压 119 cmH$_2$O 伴漏尿。

充盈期膀胱顺应性：正常（150/5=30 ml/cmH$_2$O）。

排尿期尿道功能：不适用，无排尿，疑似逼尿肌 – 括约肌协同失调。

排尿期最大逼尿肌压：不适用。

膀胱容量：150 ml。

注意：高逼尿肌压可能源于奥昔布宁减量。值得注意的是，尿比重为1.000，提示在尿动力学检查之前患者摄入了过多液体导致尿动力学检查期间多尿。另外，依据国际尿控学会标准计算膀胱顺应性，即选择在逼尿

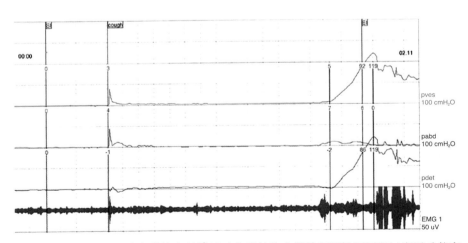

图 17.35　1 年后的尿动力学检查结果显示亢进的终末期神经源性逼尿肌过度活动伴高Pdet（超过 100 cmH$_2$O）和漏尿（绿色箭头），膀胱容量小

肌开始收缩前计算（逼尿肌收缩会导致明显漏尿）。这种情况下应该选择 Pves 而非 Pdet 进行计算，因为肠道运动可引起 Pabd 升高（红色矩形框），继而导致测得的 Pdet 低于真实值。

17.17.4　处理

终止多沙唑嗪以缓解尿失禁，将奥昔布宁口服剂量增至 30 mg/d。如果无法耐受，可改为口服曲司氯铵 80 mg/d，依据液体摄入量增加自我清洁间歇性导尿频率。

17.18　病例 18

见图 17.36 和图 17.37。

17.18.1　病史

54 岁男性，不完全性脊髓损伤，损伤平面 L2，截瘫，AIS C 级，应用肘拐超过 20 年。

17.18.1.1　下尿路功能基本数据集
泌尿系统功能障碍与脊髓损伤无关：否。
能意识到需要排空膀胱：是，非特异性腹部不适感。
膀胱排空方式：自我清洁间歇性导尿 4 次 / 天，每次导出尿量 300 ~ 400 ml。
过去 3 个月内出现任何不自主漏尿：是，偶见。
过去 1 年内服用任何针对泌尿系统问题的药物：无。

17.18.2　临床检查

肛周感觉减退；肛门深感觉阳性；球海绵体反射和肛门反射阳性；肛门括约肌自主收缩阳性。下肢运动评分 24，踇趾屈肌肌力 0 级。

17.18.2.1　尿试纸检测
pH 6.0, Sp Gr 1.025, WBC 75, 亚硝酸盐 –ve。

17.18.3   尿动力学检查基本数据集（图 17.36 ）

充盈期膀胱感觉：有。

逼尿肌功能：未见逼尿肌非自主收缩，但可疑诱发性神经源性逼尿肌过度活动。

充盈期膀胱顺应性：正常。

排尿期尿道功能：不适用。

排尿期最大逼尿肌压：不适用。

膀胱容量：400 ml。

注意：可疑诱发性神经源性逼尿肌过度活动（红色矩形框内）。

17.18.4   随访

2 年后患者返院复查，主诉膀胱管理方式无变化，无尿路感染。

17.18.4.1   尿试纸检测

pH 6.0, Sp Gr 1.030, WBC 25，亚硝酸盐 1+。

17.18.4.2   尿动力学检查基础数据（图 17.37 ）

充盈期膀胱感觉：正常，初始尿意在 250 ml，强烈尿意在 310 ml。

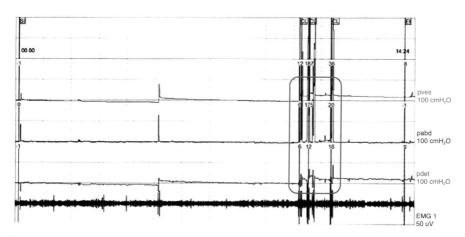

图 17.36   尿动力学检查显示用力咳嗽会出现高 Pves 和高 Pabd 伴括约肌肌电图信号增强，无漏尿

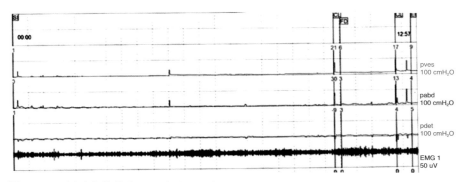

图 17.37 尿动力学检查显示膀胱压测定结果正常

逼尿肌功能：正常。
充盈期膀胱顺应性：正常。
排尿期尿道功能：不适用。
排尿期最大逼尿肌压：不适用。
膀胱容量：340 ml。

17.18.5 处理

持续自我清洁间歇性导尿 4～5 次 / 天，以强烈尿意为导尿时机。换用一种新的硅胶导尿管，每年更换。每天更换消毒液，以降低尿路感染的风险。

17.19 病例 19

见图 17.38 和图 17.39。

17.19.1 病史

35 岁男性，完全性痉挛性脊髓损伤，损伤平面 T11，截瘫，AIS A 级，病程 4 年。

17.19.1.1 下尿路功能基本数据集
泌尿系统功能障碍与脊髓损伤无关：否。

能意识到需要排空膀胱：否。

膀胱排空方式：经尿道留置导尿，由护士每周更换留置导尿管。

过去 3 个月内出现任何不自主漏尿：无。

过去 1 年内服用任何针对泌尿系统问题的药物：无。

17.19.2   临床检查

无肛门深感觉，球海绵体反射和肛门反射阴性，下肢运动评分 0 分，踇趾屈肌肌力 0 级。

17.19.2.1   尿试纸检测

pH 7.0, Sp. Gr. 1.005, WBC 250，亚硝酸盐 2+。

17.19.3   尿动力学检查基本数据集（图 17.38）

充盈期膀胱感觉：增强，初始尿意出现在 47 ml。

逼尿肌功能：少量灌注后，在充盈终末期出现逼尿肌非自主收缩，Pdet 15 cmH$_2$O，漏尿 30 ml。

充盈期膀胱顺应性：低下。

排尿期尿道功能：不适用。

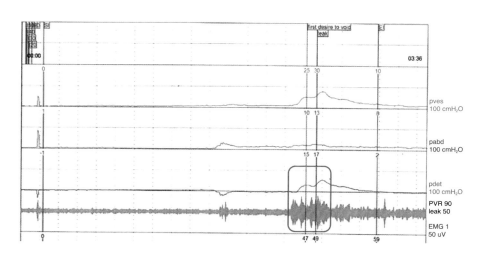

图 17.38   尿动力学检查显示终末期神经源性逼尿肌过度活动，伴括约肌肌电图信号增强（红色矩形框）

排尿期最大逼尿肌压：不适用。
膀胱容量：90 ml（尿动力学检查结束后导出尿量）。

　　注意：结合早期出现神经源性逼尿肌过度活动和尿试纸检测结果（菌尿和脓尿），怀疑尿路感染。

17.19.4　泌尿系统超声检查（图 17.39）

　　无肾结石，双肾大小正常，无肾积水，膀胱内检测到 0.9 cm × 3.3 cm 的结石。

17.19.5　处理

　　口服奥昔布宁 15 mg/d，以控制神经源性逼尿肌过度活动，增加膀胱容量。
　　泌尿外科医生会诊，取出膀胱结石。

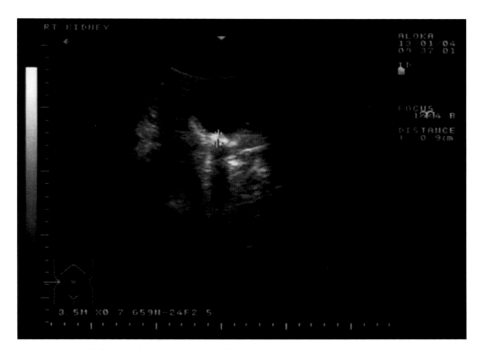

图 17.39　钙化信号伴声影，提示膀胱结石

取出膀胱结石后反复行尿动力学检查，评估奥昔布宁的临床有效性。膀胱容量增加至 200~300 ml 时，改为自我清洁间歇性导尿。

17.20 病例 20

见图 17.40。

17.20.1 病史

53 岁女性，患继发性进展性多发性硬化 5 年。第四次发病后 3 周，痉挛性四肢瘫，损伤平面 C5，无自主排尿；需要行尿动力学检查。

17.20.1.1 下尿路功能基本数据集
泌尿系统功能障碍与脊髓损伤无关：否。
能意识到需要排空膀胱：否。
膀胱排空方式：经尿道留置导尿，由护士每周更换导尿管。
过去 3 个月内出现任何不自主的漏尿：无。
过去 1 年内服用任何针对泌尿系统问题的药物：无。

17.20.2 临床检查

肛门深感觉缺失；球海绵体反射和肛门反射阴性；肛门括约肌张力低下；上肢运动评分 32 分，下肢运动评分 0 分，无肛门括约肌自主收缩。

17.20.2.1 尿试纸检测
pH 5.0，Sp. Gr. 1.010，WBC 75，亚硝酸盐 –ve。

17.20.3 尿动力学检查基本数据集（图 17.40）

充盈期膀胱感觉：缺失。
逼尿肌功能：相位性不自主收缩，Pdet 38 cmH_2O，伴漏尿（10 ml）。
充盈期膀胱顺应性：低下（250/30=8 ml/cmH_2O）。
排尿期尿道功能：不适用。
排尿期最大逼尿肌压：不适用。

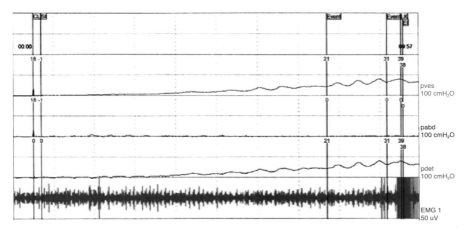

图 17.40 充盈期膀胱测压显示神经源性逼尿肌过度活动，尿动力学检查结束时出现极少量漏尿

膀胱容量：250 ml（尿动力学检查结束后导出尿量）。

注意：无法自主排尿，可能源于逼尿肌 – 括约肌协同失调。

17.20.4 处理

将经尿道留置导尿更改为间歇性导尿，4～6 次 / 天（根据膀胱日记）。开具低剂量奥昔布宁（7.5 mg/d）控制神经源性逼尿肌过度活动，避免移除留置导尿管后出现漏尿。

18 数据集

数据集

　　建立下尿路功能、尿动力学和泌尿系统影像学基本数据集的意义，在于在日常实践中用标准化的方式采集并记录下尿路相关的最基本的信息，以便评价各项研究并进行结果比对。泌尿系统数据集是涵盖了脊髓损伤管理各个方面的数据集中的一部分，可从 www.iscos.org.uk 免费下载。

参考资料：
国际脊髓损伤下尿路功能基本数据集 Spinal Cord 2008; 46:325-330.
国际脊髓损伤尿动力学基本数据集 Spinal Cord 2008; 46:513-516.
国际脊髓损伤泌尿系统影像学基本数据集 Spinal Cord 2009; 47:379-383.

18.1　下尿路功能基本数据集

数据采集日期：YYYYMMDD

泌尿系统功能障碍与脊髓损伤无关：
☐ 否
☐ 是，具体：＿＿＿＿＿＿＿＿
☐ 不确定

能意识到需要排空膀胱：
☐ 否
☐ 是

□ 不适用
□ 不确定

排空膀胱方式：

	主要方式	次要方式
□ 正常排尿	□	□
□ 膀胱反射性排尿		
□ 自主（拍打、刮擦、牵拉肛门等）	□	□
□ 不自主	□	□
□ 膀胱挤压		
□ 用力排尿（腹压，Valsalva 手法）	□	□
□ 外部加压（Credé 手法）	□	□
□ 间歇性导尿		
□ 自行导尿	□	□
□ 陪护人员辅助导尿	□	□
□ 留置导尿管		
□ 经尿道	□	□
□ 耻骨上	□	□
□ 骶神经前根电刺激	□	□
□ 非可控性尿流改道术 / 造口术	□	□
□ 其他方式，具体：_____	□	□
□ 不确定		

过去 1 周内平均每日自动排空膀胱的次数 _____

过去 3 个月内出现任何不自主漏尿（尿失禁）：
□ 否
□ 是，每天都有
□ 是，每周都有
□ 是，每个月都有
□ 不适用
□ 不确定

应用尿失禁护理用具：
□ 否

□ 是，乳胶集尿器
□ 是，尿垫
□ 是，造口袋
□ 是，其他，具体：＿＿＿＿＿＿＿
□ 不确定

过去 1 年内服用任何针对泌尿系统问题的药物：
□ 否
□ 是，膀胱松弛剂（抗胆碱能制剂，三环类抗抑郁药等）
□ 是，逼尿肌 / 膀胱颈松弛剂（α 肾上腺素阻滞剂等）
□ 是，抗生素 / 抗菌剂
    □ 治疗泌尿系统感染
    □ 预防性应用
□ 是，其他，具体 ＿＿＿＿＿＿＿
□ 不确定

泌尿外科手术史：
□ 无
□ 有，耻骨上置管术，最后一次手术日期 YYYYMMDD
□ 有，膀胱取石术, 最后一次手术日期 YYYYMMDD
□ 有，上尿路取石术，最后一次手术日期 YYYYMMDD
□ 是，膀胱扩大术，最后一次手术日期 YYYYMMDD
□ 是，尿道括约肌切开术 / 尿道支架置入术，最后一次手术日期
    YYYYMMD
□ 是，肉毒毒素注射，最后一次手术日期 YYYYMMDD
□ 是，人工括约肌，最后一次手术日期 YYYYMMDD
□ 是，回肠膀胱造瘘术，最后一次手术日期 YYYYMMDD
□ 是，回肠造口术，最后一次手术日期 YYYYMMDD
□ 是，非可控性膀胱造口术，最后一次手术日期 YYYYMMDD
□ 是，骶神经前根电刺激器置入术，最后一次手术日期 YYYYMMDD
□ 是，其他，具体：＿＿＿＿＿＿＿，最后一次手术日期 YYYYMMDD
□ 不确定

过去 1 年内泌尿系统症状的改变：
□ 无

☐ 有
☐ 不适用
☐ 不确定

18.2 尿动力学基本数据集

检查日期：YYYYMMDD
☐ 不确定

充盈期膀胱感觉：
☐ 正常
☐ 增强
☐ 减弱
☐ 缺失
☐ 非特异性
☐ 不确定

逼尿肌功能
☐ 正常
☐ 神经源性逼尿肌过度活动
☐ 逼尿肌无力
☐ 不确定

充盈期膀胱顺应性：
低（＜10 ml/cmH$_2$O）
☐ 是
☐ 否
☐ 不确定

排尿期功能：
☐ 正常　　☐ 逼尿肌－括约肌协同失调　　　☐ 不适用　☐ 不确定
☐ 逼尿肌漏尿点压 _____ cmH$_2$O　　☐ 不适用　☐ 不确定
☐ 最大逼尿肌压 _____ cmH$_2$O　　　☐ 不适用　☐ 不确定
☐ 排尿后残余尿量 _____ ml

☐ 不适用　☐ 不确定

☐ 排尿后残余尿量 _____ ml

☐ 不适用　☐ 不确定

18.3　泌尿系统影像学基本数据集

静脉肾盂造影 / 尿路造影或 CT 尿路造影，或泌尿系统超声检查

检查日期：YYYYMMDD

检查方法：

☐ 静脉肾盂造影或尿路造影

☐ CT 尿路造影

☐ 泌尿系统超声检查

☐ 正常

☐ 上尿路淤滞或扩张：☐ 右侧　☐ 左侧

☐ 肾结石：☐ 右侧　☐ 左侧

☐ 输尿管结石：☐ 右侧　☐ 左侧

☐ 膀胱结石

☐ 其他：_____

泌尿系统 X 线检查（肾 - 输尿管 - 膀胱）

操作日期：YYYYMMDD

☐ 正常

☐ 肾结石：　　☐ 右侧　☐ 左侧

☐ 输尿管结石：☐ 右侧　☐ 左侧

☐ 膀胱结石

☐ 其他发现：_____

肾造影

检查日期：YYYYMMDD

检查方法：

－ ☐ DMSA（锝 -99m 二巯基丁二酸）

－ ☐ DTPA（锝 -99m 二乙基三胺五乙酸）

－ ☐ Mag 3（锝 -99m- 巯基乙酰三甘氨酸）

☐ 正常

- 排泄功能：右侧＿＿＿％　　左侧＿＿＿％
- 上尿路淤滞／扩张：☐ 右侧 ☐ 左侧
☐ 其他发现：＿＿＿＿＿＿＿＿＿＿＿＿

肌酐清除率

检查日期：YYYYMMDD

＿＿＿＿＿＿＿ml/（min·1.73 m²）

膀胱造影

检查日期：YYYYMMDD
☐ 正常
☐ 膀胱结石
☐ 膀胱输尿管反流：☐ 右侧 ☐ 左侧
☐ 膀胱憩室
☐ 静息状态下的膀胱颈：　☐ 开放 ☐ 闭合
☐ 其他发现：＿＿＿＿＿＿＿＿＿＿

排尿性膀胱造影／排尿性膀胱尿路造影（MCU）/影像尿动力学

检查日期：YYYYMMDD
☐ 正常
☐ 膀胱输尿管反流：☐ 右侧 ☐ 左侧
☐ 排尿期膀胱颈的状态：　☐ 正常　☐ 关闭（协同失调）
☐ 排尿期尿道括约肌：　☐ 正常　☐ 关闭（协同失调）
☐ 其他发现：＿＿＿＿＿＿＿＿＿＿

参考文献

1. Schuld C, Franz S, van Hedel HJ, et al. International standards for neurological classification of spinal cord injury: classification skills of clinicians versus computational algorithms. Spinal Cord. 2015; 53: 324-331.

2. Wyndaele JJ. The normal pattern of perception of bladder filling during cystometry studied in 38 young healthy volunteers. J Urol. 1998; 160: 479-481.

3. Rossier AB, Fam BA, Dibenedetto M, Sarkarati M. Urodynamics in spinal shock patients. J Urol. 1979; 122: 783-787.

4. Wyndaele M, De Winter BY, Pelckmans PA, et al. Exploring associations between lower uri-nary tract symptoms (LUTS) and gastrointestinal (GI) problems in women: a study in women with urological and GI problems vs a control population. BJU Int. 2015; 115: 958-967.

5. Costa P, Perrouin-Verbe B, Colvez A, et al. Quality of life in spinal cord injury patients with urinary difficulties. Development and validation of qualiveen. Eur Urol. 2001; 39: 107-113.

6. Wyndaele M, De Winter BY, Van Roosbroeck S, et al. Development and psychometric evalua-tion of a dutch questionnaire for the assessment of anorectal and lower urinary tract symptoms. Acta Gastroenterol Belg. 2011; 74: 295-303.

7. Wyndaele JJ, THi HV, Pham BC, et al. The use of one-channel water cystometry in patients with a spinal cord lesion: practicalities, clinical value and limitations for the diagnosis of neu-rogenic bladder dysfunction. Spinal Cord. 2009; 47: 526-530.

8. Geirsson G, Lindstrom S, Fall M. Pressure, volume and infusion speed criteria for the ice-water test. Br J Urol. 1994; 73: 498-503.

9. Wyndaele JJ, Kovindha A, Madersbacher H, et al. Neurologic urinary and faecal incontinence. In: Abrams P, Cardozo L, Khoury S, Wein A, editors. Incontinence. 4th ed. Paris: Health Publication Ltd; 2009. p. 793-960.

10. Van Meel T, De Wachter S, Wyndaele JJ. Repeated ice water tests and electrical percep-tion threshold determination to detect a neurologic cause of detrusor overactivity. Urology. 2007; 70: 772-776.

11. Sidi AA, Dijkstra DP, Peng W. Bethanechol supersensitivity test, rhabdosphincter electromy-ography and bulbocavernosus reflex latency in the diagnosis of neuropathic

detrusor areflexia. J Urol. 1988; 140: 335-337.

12. Wyndaele JJ. Investigation of the afferent nerves of the lower urinary tract in patients with 'complete' and 'incomplete' spinal cord injury. Paraplegia. 1991; 29: 490-494.

拓展阅读

Stoehrer M, Goepel M, Kondo A, Kramer G, Madersbacher H, Millard R, et al. The standardiza-tion of terminology in neurogenic lower urinary tract dysfunction with some suggestions for diagnostic procedures. Neurourol Urodyn. 1999; 18: 139-158.

Abrams P, Cardozo L, Fall M, Griffiths D, Rosier P, Ulmsten U, et al. The standardisation of ter-minology of lower urinary tract function: report from the standardisation sub-committee of the International Continence Society. Neurourol Urodyn. 2002; 21: 167-178.

Schäfer W, Abrams P, Liao L, Mattiasson A, Pesce P, Spangberg A, et al. Good urodynamic practices: uroflowmetry, filling cystometry, and pressure-flow studies. Neurourol Urodyn. 2002; 21: 261-274.

Blaivas JG, Sinha HP, Zayed AA, Labib KB. Detrusor-sphincter dyssynergia: a detailed EMG study. J Urol. 1981; 125: 535-548.

Pannek J, Nehiba M. Morbidity of urodynamic testing to patients with spinal cord injury: is anti-biotic prophylaxis necessary? Spinal Cord. 2007; 45: 771-774.

国际脊髓损伤数据集

Biering-Sørensen F, Craggs M, Kennelly M, Schick E, Wyndaele JJ. International urodynamic basic spinal cord injury data set. Spinal Cord. 2008; 46: 513-516.

Biering-Sørensen F, Craggs M, Kennelly M, Schick E, Wyndaele JJ. International urinary tract imaging basic spinal cord injury data set. Spinal Cord. 2009; 47: 379-383.

Goetz LL, Cardenas DD, Kennelly M, Bonne Lee BS, Linsenmeyer T, Moser C, et al. International spinal cord injury urinary tract infection basic data set. Spinal Cord. 2013; 51: 700-704.

神经源性膀胱

Madersbacher H, Wyndaele JJ, Chartier-Kastler E, Fall M, Kovindha A, Perkash I, et al. Conservative management in the neuropathic patient. In: Abrams PKS, Wein A, editors. Incontinence. Paris: Health Publication Ltd; 1999. p.775-812.

Madersbacher H, Wyndaele JJ, Igawa Y, Chancellor M, Chartier-Kastler E, Kovindha A. Conservative management in neuropathic urinary incontinence. In: Abrams P,

Cardozo L, Khoury S, Wein A, editors. Incontinence. 2nd ed. Plymouth: Health Publication Ltd; 2002. p.697-754.

Wyndaele JJ, Kovindha A, Madersbacher H, Radziszewski P, Ruffion A, Schurch B. Neurologic urinary and faecal incontinence. In: Abrams P, Cardozo L, Khoury S, Wein A, editors. Incontinence. 4th ed. Paris: Health Publication Ltd; 2009. p.793-960.

Everaert K, Lumen N, Kerckhaert W, Willaert P, van Driel M. Urinary tract infections in spinal cord injury: prevention and treatment guidelines. Acta Clin Belg. 2009; 64(4): 335-340.

Biering-Sørensen F, Charlifue S, DeVivo M, Noonan V, Post M, Stripling T, et al. International spinal cord injury data sets. Spinal Cord. 2006; 44(9): 530-534.